Skelettmuskulatur des Menschen (vereinfachte Darstellung)

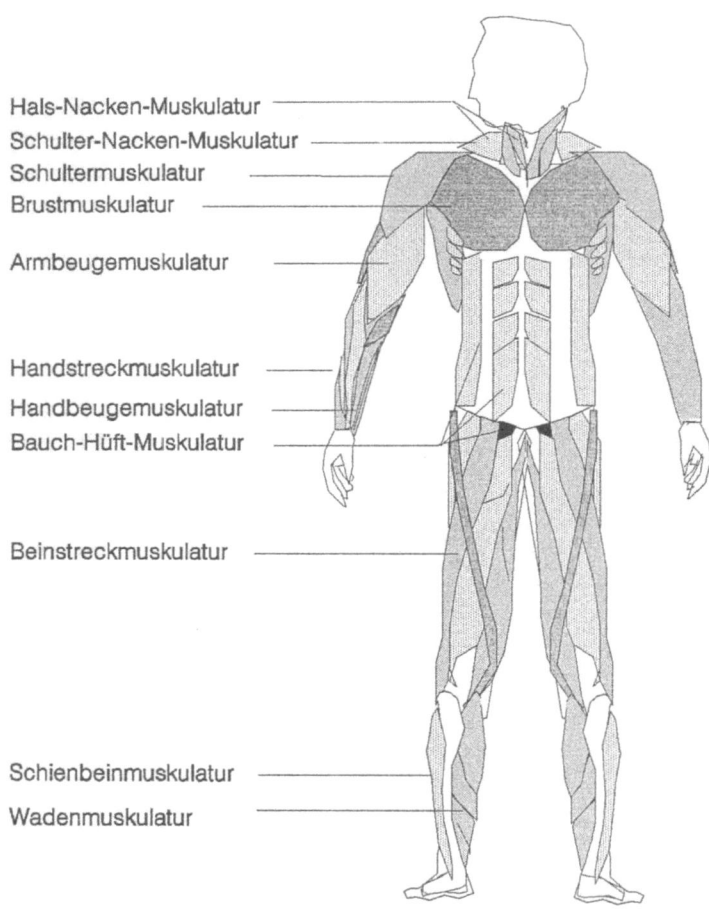

- Hals-Nacken-Muskulatur
- Schulter-Nacken-Muskulatur
- Schultermuskulatur
- Brustmuskulatur
- Armbeugemuskulatur
- Handstreckmuskulatur
- Handbeugemuskulatur
- Bauch-Hüft-Muskulatur
- Beinstreckmuskulatur
- Schienbeinmuskulatur
- Wadenmuskulatur

Norbert Rühl

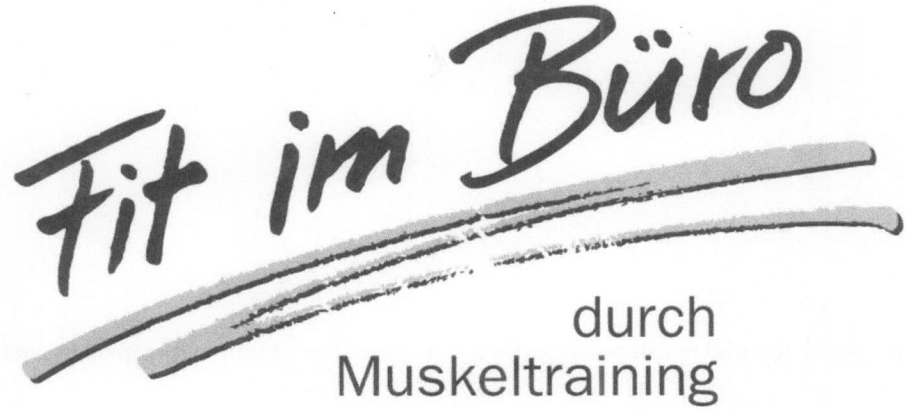

durch
Muskeltraining

**32 Übungskarten mit 80 Farbfotos
und zahlreichen Zeichnungen des Autors**

**Eine Musikkassette
Ein illustriertes Beiheft**

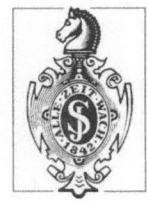

Springer-Verlag Berlin Heidelberg GmbH

Norbert Rühl
Augrund 35
74889 Sinsheim-Dühren
Bundesrepublik Deutschland

Additional material to this book can be downloaded from http://extras.springer.com

ISBN 978-3-642-49028-6 ISBN 978-3-642-93545-9 (eBook)
DOI 10.1007/978-3-642-93545-9

Dieses Werk ist urheberrechtlich geschützt. Die dadurch begründeten Rechte, insbesondere die der Übersetzung, des Nachdrucks, des Vortrags, der Entnahme von Abbildungen und Tabellen, der Funksendung, der Mikroverfilmung oder der Vervielfältigung auf anderen Wegen und der Speicherung in Datenverarbeitungsanlagen, bleiben, auch bei nur auszugsweiser Verwertung, vorbehalten. Eine Vervielfältigung dieses Werkes oder von Teilen dieses Werkes ist auch im Einzelfall nur in den Grenzen der gesetzlichen Bestimmungen des Urheberrechtsgesetzes der Bundesrepublik Deutschland vom 9. September 1965 in der jeweils gültigen Fassung zulässig. Sie ist grundsätzlich vergütungspflichtig. Zuwiderhandlungen unterliegen den Strafbestimmungen des Urheberrechtsgesetzes.

© Springer-Verlag Berlin Heidelberg 1993
Ursprünglich erschienen bei Springer-Verlag Berlin Heidelberg New York 1993

Die im Buch dargestellten Übungen sind mit aller Sorgfalt zusammengestellt. Dennoch übernehmen Autor und Verlag – auch im Hinblick auf mögliche Druckfehler – keine Gewähr für die Richtigkeit oder die falsche Wahl der Belastungsintensität durch den Leser.

Satz und Zeichnungen: Reproduktionsfertige Vorlage vom Autor

Musikkassette: Hückstädt Musikproduktion, Bad Wimpfen
Musikauswahl und Zusammenstellung: Norbert Rühl
Die Musik ist gemafrei
Fotoproduktion: Rosita Fotostudios, Waghäusel-Wiesental
Fotoregie: Norbert Rühl
Reproduktion der Abbildungen: Scantrans Pte. Ltd., Singapur
Klappbox: van de Steeg Packaging, Enschede
21/3130 - 5 4 3 2 1 0 - Gedruckt auf säurefreiem Papier

Vorbemerkung

Wir leben in einer Zeit, in der Technik und Automatisation unser Bewegungsverhalten in Beruf und Alltag negativ beeinflussen.
Die Ergebnisse sind bekannt: Haltungsschwächen und -schäden, Rückenprobleme, Osteoporose, Herz-Kreislauf-Störungen, Übergewicht, Kopfschmerzen und Streß gehören zu den wichtigsten Folgeerscheinungen.
Es ist unbestritten, daß neben der Ernährung der Fitneß- und Gesundheitssport ein Schlüssel zur Lösung dieser Probleme ist. Hierzu gehört das Muskeltraining mit seinen vielseitigen Möglichkeiten, das längst nicht mehr nur im Leistungssport zu Hause ist. Denn die Vorteile liegen auf der Hand: gezielte, dosierbare und gut kontrollierbare Anwendungsmöglichkeiten bei hoher Effektivität.

"Fit im Büro durch Muskeltraining" ist ein praktisches Konzept, ganz nach Wunsch am Arbeitsplatz etwas für die Fitneß zu tun: bestimmte Muskelgruppen zu kräftigen und zu dehnen, Haltungsschwächen vorzubeugen, Verspannungen, Müdigkeit und Streß entgegenzuwirken.

Die Übungen wurden nach dem Gesichtspunkt der Praktikabilität und Funktionalität ausgewählt, um jedermann einen leichten Einstieg zu ermöglichen.
Sie sind systematisch geordnet: jeder Kräftigungsübung entspricht eine leichtere Mobilisationsübung und eine Dehnungsübung.
Zusätzlich werden Tips für das Training zu Hause, im Verein oder im Studio angeboten.

Der Autor dankt allen Mitarbeitern des Springer-Verlags, die am Zustandekommen dieses Projekts beteiligt waren. Sein besonderer Dank gilt der Herstellerin, Frau Ute Pfaff, sowie Frau Karoline Strack und Herrn Andreas Gösling, die sich freundlicherweise bereit erklärt haben, die Übungen vorzuführen.

Übersicht über die Übungskarten

Muskelgruppen	I Mobilisation	Dehnung	II Kräftigung
	Vorderseite	Rückseite	Vorder-/Rückseite
Hals-Nacken-Muskulatur	1 Kopfnicken / Kopfneigen seitlich	Nackenziehen	Kopfheben
Hals-Nacken-Schulter-Muskulatur	2 Kopfdrehen seitlich	Kopfneigen seitlich	Kopfsenken
Schultermuskulatur	3 Schulterheben	Ellbogenziehen	Schulterziehen
Schulter-Rücken-Muskulatur	4 Armseitheben	Ellbogenziehen mit Rumpfseitneigen	Armseitheben
Schulter-Rücken-Muskulatur	5 Rudern	Ellbogenziehen vorne	Rudern einarmig
Rücken-Gesäß-Muskulatur	6 Rumpfneigen	Knie anziehen	Beinrückheben
Armbeugemuskulatur	7 Armbeugen	Ellbogenstrecken	Armbeugen
Armstreckmuskulatur	8 Armstrecken	Armstrecken	Armstrecken
Arme-Brust-Schulter-Muskulatur	9 Schulterdrehen	Schulterstrecken	Liegestütze
Unterarmmuskulatur	10 Handgelenkkreisen/ Faust ballen	Handgelenkstrecken/ Handgelenkbeugen	Handbeugen/ Handstrecken
Bauch-Hüft-Muskulatur	11 Knieheben	Bauch-Hüft-Strecken	Rumpf-Hüft-Beugen
Bein-Gesäß-Muskulatur	12 Radfahren	Bauch-Hüft-Strecken	Kniebeuge
Beinstreckmuskulatur	13 siehe Übung 12	Bein-Hüft-Dehnen	Beinstrecken
Beinbeugemuskulatur	14 siehe Übung 12	Beinauflegen	Beinbeugen
Wadenmuskulatur	15 Fußkreisen	Wadendehnen	Fersenheben
Schienbeinmuskulatur	16 Fußspitzenheben	Fußspitzenstrecken	Fußspitzenheben

Inhalt

Allgemeine Informationen zum Muskeltraining

"Fit im Büro durch Muskeltraining" - für wen ist das gedacht?	1
Was bietet "Fit im Büro durch Muskeltraining" ?	
Was ist Muskeltraining?	2
Die vielseitigen Möglichkeiten des Muskeltrainings	
Die Auswirkungen auf den Organismus	3
Welche Konsequenzen lassen sich daraus ziehen?	
Fit sein - ja, aber...	4
Wie oft Muskeltraining?	

Tips für den Umgang mit "Fit im Büro durch Muskeltraining"

Erläuterungen zu den Übungskarten		5
I - Mobilisation, Dehnung		
II - Kräftigung		
Erläuterungen zum Einsatz der Musikkassette		
Mobilisation - Kräftigung - Dehnung		6
Programme mit den Übungskarten		7
Wie kann man sich entspannen?		8
Progressive Muskelentspannung	- Programm 1	9

Tips für den Alltag und Übungen auch außerhalb des Büros: zu Hause, im Verein und im Studio

Tips für den Alltag		10
Das Aufwärmen		11
Das Abwärmen (Cool-down)		11
Die Belastungsintensität		12
Differenzierung der Übungsschwierigkeiten		13
Programmtips für zu Hause und den Verein bzw. das Studio		15
Der "untrainierte Anfänger"	- Programm 2	16
Die Steigerung der Maximalkraft	- Programm 3	18
Die Kraftausdauer	- Programm 4	20
Muskelaufbautraining mit Studiogeräten	- Programm 5	22
10 Regeln		24
Literatur		25

Allgemeine Informationen zum Muskeltraining

"Fit im Büro durch Muskeltraining" - für wen ist das gedacht?

- Für alle im Büro tätigen, an Schreibtisch oder Computer arbeitenden "Sitzmenschen",
- für alle, die zu wenig Bewegung haben und deshalb ein "Training zwischendurch" unbedingt brauchen,
- für alle, die nach der Arbeit etwas für ihre Fitneß tun möchten, zu Hause, im Verein oder im Studio.

Was bietet "Fit im Büro durch Muskeltraining"?

Die Kassette enthält 2 Serien Übungskarten (I Mobilisation und Dehnung, II Kräftigung), ein Begleitheft und eine Musikkassette.
Das Begleitheft informiert über den Umgang mit den Übungskarten und gibt in 5 ausgewählten Übungsprogrammen Tips für die, die darüber hinaus etwas für ihre Fitneß tun möchten.
Die Übungskarten I zeigen auf der Vorderseite Übungen zur Mobilisation, auf der Rückseite die zugehörigen Dehnungsübungen.
Etwas anspruchsvoller sind die Kräftigungsübungen der 2. Kartenserie, auf deren Rückseiten weiterführende Übungen für das Training zu Hause und im Verein bzw. Studio beschrieben sind. Durch den systematischen Aufbau und das praktische Drehknopfsystem findet sich auch der ungeübte Anfänger schnell zurecht.
Die Musikkassette dient als "musikalische Stoppuhr" zur zeitlichen Steuerung der Übungen oder einfach zum Entspannen.

Was ist Muskeltraining?

"Muskeltraining" ist die korrekte und umfassende Bezeichnung für das gezielte Trainieren der Muskulatur. Sie läßt sich mobilisieren und kräftigen, dehnen und entspannen. Je nach Zielsetzung und Intensität reicht das Spektrum des Muskeltrainings von der Krankengymnastik bis zum Bodybuilding. Aber auch im Gesundheits-, Präventiv-, Schul-, Breiten- und Leistungssport wird es immer selbstverständlicher. Hier spielen dann die Methoden, Auswahl und die korrekte Ausführung der Übungen sowie die Belastungsdosierung die entscheidende Rolle.

Die vielseitigen Möglichkeiten des Muskeltrainings

Ein richtig dosiertes Muskeltraining ist in jedem Alter erfolgreich anwendbar. Bereits im Schulkindalter können damit optimale Bewegungsreize gesetzt werden, die für die spätere Entwicklung von großer Bedeutung sind. Aber auch im Jugend- und Erwachsenenalter lassen sich Haltungsschwächen korrigieren, das Verletzungsrisiko in Alltag und Sport vermindern und Abnutzungserscheinungen reduzieren. Denn ein gezieltes Aufbautraining sorgt für eine vernünftige muskuläre Absicherung der Gelenke und der Wirbelsäule, stabilisiert das Herz-Kreislauf-System und baut Verspannungen ab: der Körper findet wieder sein natürliches Gleichgewicht. Zusätzlich läßt sich der etwa mit dem 30. Lebensjahr beginnende langsame Muskelabbau kompensieren oder verzögern. Es ist sogar möglich, daß man mit 40 Jahren leistungsfähiger sein und über eine qualitativ bessere Skelettmuskulatur verfügen kann als jemand, der zwar erst 30 Jahre alt ist, aber nichts für seine Fitneß tut.

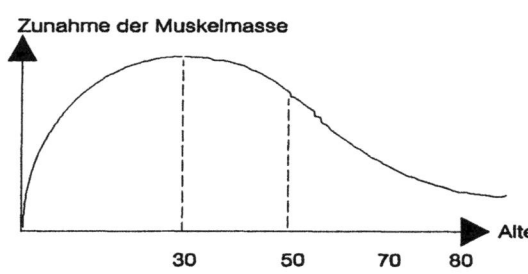

Die Auswirkungen auf den Organismus

Da sich das Training der Muskulatur nicht nur direkt auf die Muskeln selbst positiv auswirkt, sondern auch auf die Bänder, Sehnen und Knochen bzw. Gelenke, ist das Muskeltraining ein ideales Mittel gegen alle Verschleiß- und Alterserscheinungen, die als Ursache zu schwache Kapsel- und Bandstrukturen haben. Nachdem zunächst das vegetative Nervensystem sowie das Herz-Kreislauf-System auf die Reize reagieren, folgt eine Anpassung der Muskulatur. Danach stabilisieren sich im Laufe der Zeit die Sehnen-Band-Strukturen, bis dann sogar eine Verdichtung der Knochenstrukturen für eine weitere positive Anpassung sorgen kann.

Diese Anpassungsvorgänge funktionieren bis ins hohe Alter. Im Rahmen einer USA-Studie absolvierten 10 Versuchspersonen zwischen 89 und 91 Jahren 8 Wochen lang ein sehr intensives Muskeltraining und erreichten Kraftzuwächse von bis zu 100%. Außerdem verbesserte sich die funktionelle Beweglichkeit entscheidend: Sie konnten wieder alleine aufstehen und ohne Gehhilfe laufen - generell war ein Rückgang vieler körperlicher Beschwerden objektiv feststellbar.

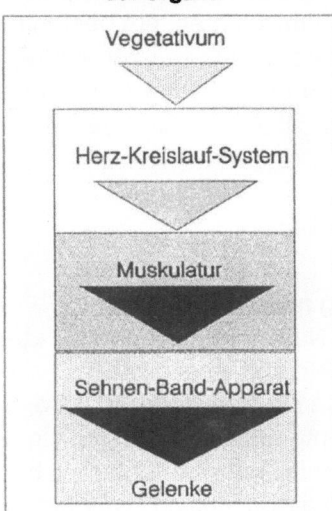

Anpassungsgeschwindigkeit der Organe

Welche Konsequenzen lassen sich daraus ziehen?

Die Muskulatur ist also immer wirkungsvoll trainierbar, besonders dann, wenn ein Bewegungsmangel vorliegt, sei er berufs- oder altersbedingt. Gerade in unserer Zeit, in der den Sitzmenschen der Bewegungsmangel aus beruflichen Gründen "verordnet" ist, kommt dem Muskeltraining besondere Bedeutung zu. Grundsätzlich sollte jedem klar werden, daß es nie zu spät ist, mit Muskeltraining zu beginnen. Eine trainierte Muskulatur bietet mehr Schutz für den ganzen Körper, und schon ein leichtes Muskeltraining "zwischendurch" entspannt, baut Streß ab und setzt neue Energie für die nächsten Aufgaben frei.

Fit sein - ja, aber...

Die Arbeit an Schreibtisch und Computer beansprucht den Körper einseitig. Muskelverspannungen sind eine der unausweichlichen Folgen - und meist bleibt es auf Dauer nicht dabei. Daß man etwas dagegen tun kann und sollte, ist zwar bekannt; aber den 1. Schritt dazu, tatsächlich aktiv zu werden, erschweren oft die unterschiedlichsten Motive: Bequemlichkeit, Zeitmangel oder auch Unsicherheit über das Was, Wie, Wann und Wo. All das ist kein Grund, die Gesundheit zu vernachlässigen. Gerade im Büroalltag ist es wichtig und möglich, zumindest ein kurzes "Training zwischendurch" einzuplanen und durchzuführen, am besten nach dem Motto "Ich fange sofort damit an": am Arbeitsplatz, zu Hause oder unterwegs. So lassen sich Verspannungen, Rückenschmerzen, Streß und anderes mehr vermindern oder verhindern und gleichzeitig die Leistungsfähigkeit steigern.

Wie oft Muskeltraining?

Häufig wird die Frage gestellt, wie oft Muskeltraining nötig ist, um Erfolge festzustellen; schließlich möchte man Aufwand und Nutzen gegeneinander abwägen. Diese Frage läßt sich aber nicht für jeden gleich beantworten. Ein mehrmals wöchentlich durchgeführtes Training, auch die Gymnastik im Büro, kann dazu dienen, Verspannungen und Müdigkeit entgegenzuwirken und ein besseres Körperbewußtsein zu entwickeln. Um einen Leistungsfortschritt, d.h. beispielsweise einen Muskelaufbau, zu erzielen, sollte wöchentlich zwei- bis dreimal trainiert werden.
Ein einmaliges Training pro Woche kann aber zur Formerhaltung über einen bestimmten Zeitraum durchaus sinnvoll sein. Erfahrungsgemäß verstärkt allerdings das Training in einem Studio oder Verein, besonders in einer Gruppe oder auch mit einem Partner, die Motivation und den Spaß und läßt deshalb bessere Ergebnisse erwarten als ein Training zu Hause.

Tips für den Umgang mit "Fit im Büro durch Muskeltraining"

Erläuterungen zu den Übungskarten

I - Mobilisation, Dehnung

Die Vorderseiten zeigen Mobilisationsübungen am Arbeitsplatz, d.h. Übungen, mit deren Hilfe die Beweglichkeit erhalten, gesteigert oder wiederhergestellt werden kann.
Die Abbildungen halten die Ausgangs- bzw. Endposition und eine wichtige Übungsphase fest. Zusätzlich wird über die jeweilige Muskelgruppe, die Ausführung und Dauer der Übungen sowie die empfohlene Wiederholungszahl informiert.
Auf den Rückseiten dieser Kartenserie sind die zugehörigen Dehnungsübungen abgebildet und beschrieben.

II - Kräftigung

Auf den Vorderseiten werden - analog zur 1. Kartenserie - die entsprechenden Kräftigungsübungen vorgeführt.
Die Rückseiten bieten verwandte Übungen unterschiedlicher Schwierigkeitsgrade, die zu Hause, im Verein oder im Studio durchgeführt werden können. Weiter werden in den kleinen Feldern rechts Vorschläge für Dehnungsübungen der entsprechenden Muskelgruppen und für Studiogerät- oder Partnerübungen gemacht.

Erläuterungen zum Einsatz der Musikkassette

Auf der A-Seite gibt poppige Musik in Intervallen zu je 30 sec die Übungsdauer und Pausen vor. Diese "musikalische Stoppuhr" kann für die zeitliche Steuerung der Übungen auf den Karten eingesetzt werden, darüber hinaus auch für die im Begleitheft vorgeschlagenen Programme.
Vor allem soll die Musik motivieren und den Spaß an der Bewegung steigern.
Die langsame und ruhige Musik der B-Seite dient der Entspannung. Aber auch für das Programm Nr.1 ("Progressive Muskelentspannung") eignet sie sich hervorragend als Hintergrundmusik, ebenso für das Abwärmen (Cooldown, Lockern und Dehnen) nach einem intensiven Training außerhalb des Büros.

Mobilisation - Kräftigung - Dehnung

Die verwendeten Übungen lassen sich je nach Ordnungsprinzip verschiedenen Gruppen zuordnen.

1. Die <u>Übungen zur Mobilisation</u> sind für jeden, auch den Ungeübten, geeignet und können jederzeit ohne große Vorbereitung (wie z.B. Aufwärmen) praktiziert werden. Sie sind aber auch als Vorbereitung für spätere Kräftigungsübungen besonders effektiv. Generell verbessern sie die Beweglichkeit, lösen Verspannungen und schulen das Koordinationsvermögen.

2. Die <u>Übungen zur Kräftigung</u> beanspruchen die Muskulatur stärker. Hier spricht man von einer höheren "Belastungsintensität". Dies kann durch erhöhte Gewichte oder auch eine Veränderung der Körperhaltung gesteuert werden (siehe S. 13 und 14).

3. Die <u>Übungen zur Dehnung</u> bewirken die Streckung des jeweiligen Muskels durch eine entsprechende Körperposition bzw. Winkelstellung der Gelenke, wobei der Muskel in diesem Augenblick entspannt sein muß. Dies kann mit den unterschiedlichsten Methoden geschehen, die je nach Leistungsstand, Zeitpunkt und Ziel zum Einsatz kommen. Auf unseren Karten wird die Technik des "gehaltenen Dehnens" eingesetzt.
Diese Dehnungsübungen haben sehr vielseitige Auswirkungen. Sie verbessern die Beweglichkeit, lösen Verspannungen und beschleunigen die Regeneration, besonders nach oder während intensivem Muskeltraining. Sie sind nicht nur eine ideale Ergänzung für die Kräftigungsübungen, sondern müssen Bestandteil eines ausgewogenen Muskeltrainings sein. Außerdem sind sie ein hervorragendes Mittel, um eine Entspannungsphase einzuleiten.

Programme mit den Übungskarten

Die Übungskarten zeigen 16 Übungen (jeweils zur Kräftigung, Mobilisation und Dehnung) für die verschiedenen Muskelgruppen.
Die Mobilisationsübungen bieten sich grundsätzlich für Anfänger an oder als Vorbereitung für die schwierigeren Kräftigungsübungen.
Die Kräftigungsübungen können **ohne** weitere Vorbereitung ausgeführt werden, wenn sie bei korrekter Bewegungsausführung mindestens 12mal ohne ein Gefühl der Überanstrengung wiederholt werden können.

Bemerkung: Grundsätzlich müssen die Übungen dann beendet werden, wenn sie nur noch in unkorrekter Haltung möglich sind bzw. wenn nur wenige Wiederholungen möglich sind, weil die individuelle Belastungsintensität zu hoch liegt. In diesem Falle sollte besser die entsprechende Mobilisationsübung herangezogen werden.

Die Dehnungsübungen können nicht nur in Form eines reinen Dehnungsprogramms eingesetzt werden, sondern auch im Zusammenspiel mit den Kräftigungs- oder auch den Mobilisationsübungen.

Hier 2 Beispiele für Miniprogramme:

Beispiel 1
Armprogramm
7 Armbeugen   - Kräftigung 30 sec Musik
7 Ellbogenstrecken - Dehnung   30 sec Pause
8 Armstrecken   - Kräftigung 30 sec Musik
8 Armstrecken   - Dehnung   30 sec Pause
noch einmal wiederholen (2-3 Serien)

Beispiel 2
Nacken-Schulter-Programm
1 Kopfheben   - Kräftigung 30 sec Musik
1 Nackenziehen   - Dehnung   30 sec Pause
2 Kopfsenken   - Kräftigung 30 sec Musik
2 Kopfneigen seitlich - Dehnung   30 sec Pause
noch einmal wiederholen (2-3 Serien)

Bei der Zusammenstellung bzw. Durchführung der Kräftigungsprogramme sollte man möglichst das Prinzip "Muskel und Gegenmuskel" (Beuger und Strecker) berücksichtigen.
Die Programme können natürlich auch ohne Musik durchgeführt werden.

- Beginnen Sie mit Mobilisations- und leichten Dehnungsübungen.
- Die ausgewählten Übungen müssen mindestens 10- bis 12mal ausgeführt werden können, ohne daß Sie sich überanstrengen.
- Ersetzen Sie zu schwere Kräftigungsübungen durch die leichteren Mobilisationsübungen.
- Führen Sie die Übungen ruhig und nicht ruckartig aus.
- Die Effektivität der Übungen erhöht sich, wenn man sich besonders darauf konzentriert.
- Atmen Sie während der Übungen gleichmäßig weiter (nicht preßatmen).

Wie kann man sich entspannen?

Neben den unterschiedlichen Übungen für eine gezielte Belastung der Muskulatur ist es auch wichtig zu wissen, wie man sich entlasten bzw. entspannen kann. Die "Progressive Muskelentspannung" (nach Jacobsen) hat zum Ziel, die wichtigsten Muskelgruppen fortschreitend in einer bestimmten Reihenfolge anzuspannen und anschließend zu entspannen, um einen Zustand der Gelöstheit und Entspannung zu erreichen. Da die Entspannung der Muskulatur sich auch auf den gesamten Organismus überträgt, läßt sich so hervorragend dem Alltagsstreß entgegenwirken. Der Vorteil dieser Methode liegt außerdem darin, daß sie sehr schnell erlernbar und anwendbar ist. Die anfängliche Programmdauer von 10-15 min verkürzt sich bald auf weniger als 5 min.
Die im Idealfall für das Entspannungstraining vorgesehenen 16 Muskelgruppen müssen nicht alle in das Programm mit einbezogen werden, was ja oft schon aus Zeitgründen nicht möglich wäre. Ganz gleich, ob man eine liegende oder auch eine sitzende Position einnimmt: sie muß auf jeden Fall eine entspannte Haltung ermöglichen; am Arbeitsplatz bietet sich z.B. der sog. Droschkenkutschersitz an.

Drei Punkte sollten beachtet werden:
1. Aufmerksamkeit:
Konzentrieren Sie sich auf die jeweilige Muskelgruppe.
2. Anspannen:
Versuchen Sie die gewünschte Muskelgruppe so stark wie möglich anzuspannen (5-10 sec).
3. Entspannen:
Entspannen Sie die Muskelgruppe und beobachten Sie, wie sich die Muskulatur lockert (20-40 sec).

Diese 3 Schritte sollten mindestens 2mal wiederholt werden, bevor man zur nächsten Muskelgruppe übergeht.
Übrigens ist dieses Programm nicht nur "zwischendurch" anwendbar; es eignet sich auch hervorragend am Ende eines sportlichen Trainings als abschließende Einheit.

PROGRAMM 1 Progressive Muskelentspannung

→ Entspannung der Muskulatur
→ Allgemeines Wohlbefinden

Trainingshäufigkeit: täglich - wöchentlich
Programmdauer: 15-5 min

Methode:
Progressive Muskelentspannung
Belastungsdauer:
Anspannung 5-10 sec
Entspannung 20-40 sec
Ausführungstempo:
ruhig

Intensitätsbereich:
maximale isometrische Anspannung
Wiederholungen:[1]
siehe Serien

Anzahl der Übungen:
4-16 Muskelgruppen

Bemerkungen:
Wechsel von Anspannung und Entspannung
Serien:[1] **Pausen:**
2-4 pro Muskel- keine
gruppe
Organisationsform:
einzeln/ Gruppe

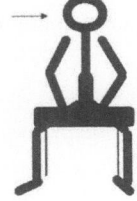 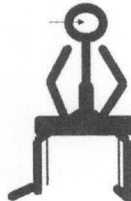 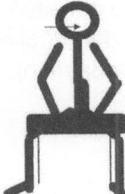 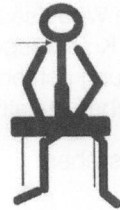

1. Starkes Anziehen von Ohren und Kopfhaut nach hinten
2. Augenbrauen und Augen zusammenkneifen
3. Mund (Lippen spitzen) und Unterkiefer anspannen
4. Nacken leicht nach vorne senken und anspannen

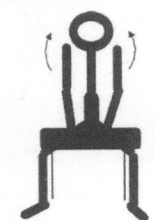 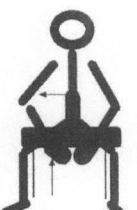 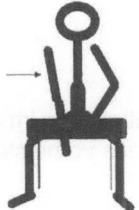

5. Schultern hochziehen und anspannen
6. Rechte Hand zur Faust ballen und Bizeps anspannen
7. Rechten Arm strecken und hintere Oberarmmuskulatur anspannen
8. wie 6., nur mit der linken Seite
9. wie 7., nur mit der linken Seite

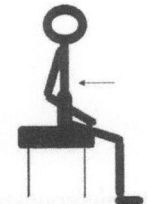 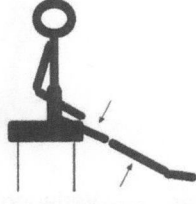 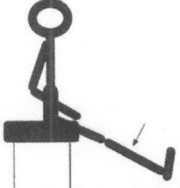

10. Bauchmuskulatur anspannen
11. Bauchdecke einziehen und Bauchmuskulatur anspannem
12. Rechtes Bein und Fußspitze strecken, Oberschenkel und Waden anspannen
13. und Schienbeinmuskulatur anspannen

14. und 15. entsprechend auf der anderen Seite verfahren.

[1] Erklärung von "Wiederholungen" und "Serien": siehe S. 18

Tips für den Alltag und Übungen auch außerhalb des Büros: zu Hause, im Verein und im Studio

Tips für den Alltag

Richtig heben

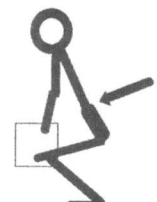

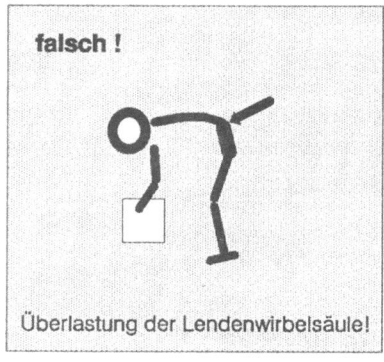

Lasten körpernah heben!
Kopf leicht in den Nacken nehmen, dadurch kann die Wirbelsäule gerade gehalten werden. Nun die Knie beugen (nicht den Rücken!). Auf Atmung achten (nicht preßatmen), d. h. beim Heben ausatmen.

Richtig stehen

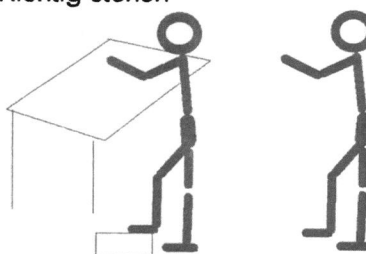

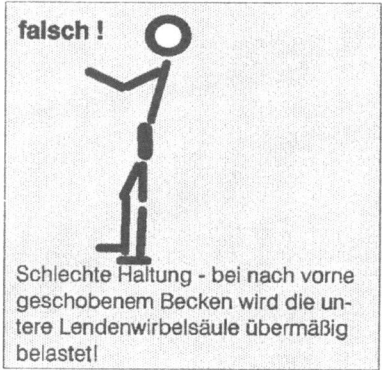

Bei länger andauernden Tätigkeiten im Stehen Bein aufstellen. Belastung des vorne stehenden Beins.

Richtig sitzen

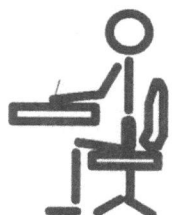

Sitzhöhe so einstellen, daß die Beine locker aufgestellt werden können. Die Knie sollen mindestens auf Beckenhöhe sein. Becken in Mittelstellung, Brust angehoben, Kopf leicht nach vorne geneigt.

Richtig aufstehen

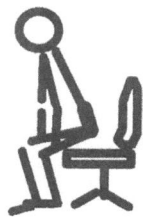

Verlagerung des Schwerpunkts durch Vorneigen des Oberkörpers und Abstützen der Hände auf den Oberschenkeln, Rücken gerade halten.

Das Aufwärmen

Die Vorbereitung auf stärkere Belastungen im Training ist eine notwendige Voraussetzung, um den Organismus optimal einzustellen und Verletzungen bzw. unnötige Abnutzungserscheinungen zu vermeiden. Während sich die Herz-Kreislauf-Tätigkeit und die Atmung anpassen, werden gleichzeitig die Muskulatur, die Gelenke und das Muskel-Nerv-Zusammenspiel vorbereitet. Die Dauer des Aufwärmens kann sehr unterschiedlich sein, im allgemeinen genügen aber 10-20 min. Erst danach soll das Training langsam weiter gesteigert werden. Es empfiehlt sich, zunächst große Muskelgruppen mit niedriger Belastungsintensität einzusetzen, z. B. durch Laufen oder Fahrrad fahren. Im Anschluß folgen leichte gymnastische Übungen, bei denen sich die verschiedenen Gelenke auf die Belastungen einstellen. Auch leichte Dehnungsübungen werden mit eingeflochten.
Die Übungskarten I zeigen eine Auswahl von Übungen, die sich hierfür besonders eignen.

Das Abwärmen (Cool-down)

Das Abwärmen ist mit dem Aufwärmen vergleichbar. Ganzkörperübungen, Dehnen und leichte Laufprogramme beenden ein intensives Training. Dadurch wird die belastete Muskulatur in ihrer Regenerierung (Stoffwechselvorgänge) unterstützt. Außerdem kehrt die angespannte Muskulatur wieder in ihre Ruhelage zurück. Ein sorgfältiges Abwärmen verkürzt die Regenerationszeit erheblich. Optimal ergänzen das Abwärmen heiße Bäder, Duschen oder leichte Saunagänge. Ideal ist ein abschließendes Entspannungsprogramm.

Die Belastungsintensität

Die richtige Belastungsintensität ist eine der entscheidenden Voraussetzungen, um das Programmziel zu erreichen. Das richtige Maß der Belastung legt fest, ob man im Bereich der Ausdauer, der Kraftausdauer oder der Maximalkraft trainiert.
Wie findet man nun heraus, in welchen Intensitätsbereich die jeweilige Übung gehört? Dies kann man z. B. durch Ausprobieren herausfinden. Denn es besteht ein direkter Zusammenhang zwischen der Belastungsintensität und der Anzahl der möglichen Wiederholungen einer Übung: Kann z.B. eine Übung nur einmal durchgeführt werden, so arbeitet der Übende mit einer Belastungsintensität von 100%. Andersherum ausgedrückt: je öfter sich eine Übung ohne Pause wiederholen läßt, um so niedriger liegt die Belastungsintensität.

Belastungsintensität (%)	100	95	90	85	80	75	70	65	60	55
mögliche Wiederholungszahl	1	1-2	3-4	4-6	6-8	8-10	10-13	13-16	16-20	20-24

Da Belastungsintensitäten von mehr als 75% den Sehnen-Band-Apparat stark belasten, muß in diesem Fall das Training sorgfältig kontrolliert werden; solche Programme kommen deshalb für den Gesundheits- und Präventivsport nicht in Betracht. Der Bereich zwischen 50 und 75% kann mit Hilfe der Wiederholungszahlen gesteuert werden. Bei Belastungsintensitäten unter 50 % wäre eine Steuerung über die Wiederholungszahlen zu umständlich und zeitaufwendig. Daher erfolgt hier die Steuerung eher über die Belastungsdauer und Pulsfrequenz.

Intensitätsskala für das Training der motorisch-konditionellen Fähigkeiten: Kraft und Ausdauer für mittelmäßig trainierte 20- bis 30jährige (Grosser et al. 1987)

Kraft (% der Maximalkraft)		Ausdauer (% der besten Laufzeit)	Pulsfrequenz pro min
30 - 50 %	gering	30 - 50 %	130
50 - 70 %	leicht	50 -60 %	140
70 - 80 %	mittel	60 -75 %	150
80 - 90 %	submaximal	75 - 90 %	165
90 -100%	maximal	90 -100 %	180

Differenzierung der Übungsschwierigkeiten

Die folgende Zusammenstellung zeigt, wie mit einfachen Hilfsmitteln, Positionsänderungen oder Partnerhilfe Übungen erleichtert bzw. erschwert werden können.

← leichter   schwerer →

Hals-Nacken-Muskulatur
Kopfheben

Kopfsenken

Arm-Schulter-Brust-Muskulatur
Liegestütze

Armmuskulatur
Armstrecken

Arm-Schulter-Rücken-Muskulatur
Klimmzug

leichter ← → schwerer

Rückenmuskulatur
Beinrückheben

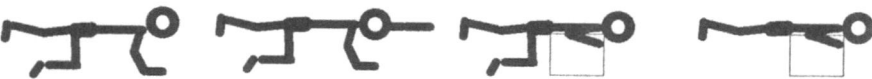

Bauchmuskulatur
Rumpfheben

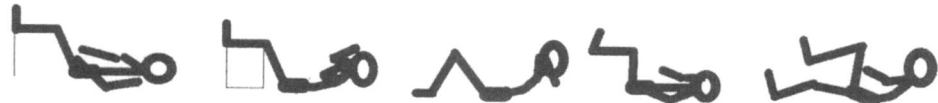

Bauchmuskulatur
Becken-Bein-Heben

Bauch-Hüft-Muskulatur

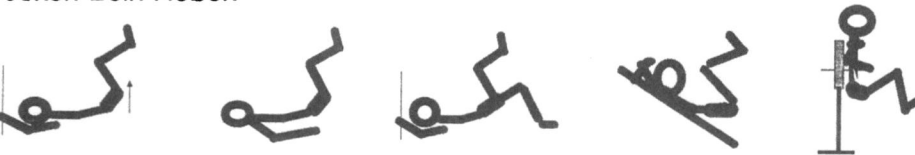

Rückenmuskulatur
Beckenheben

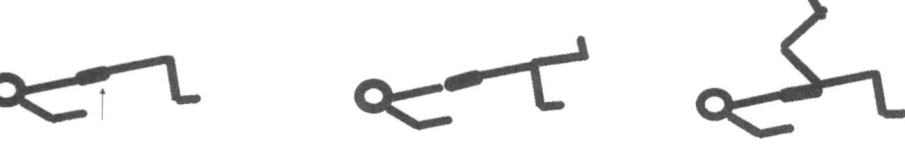

Beinmuskulatur
Fersenheben

in der Hocke

Fußspitzenheben

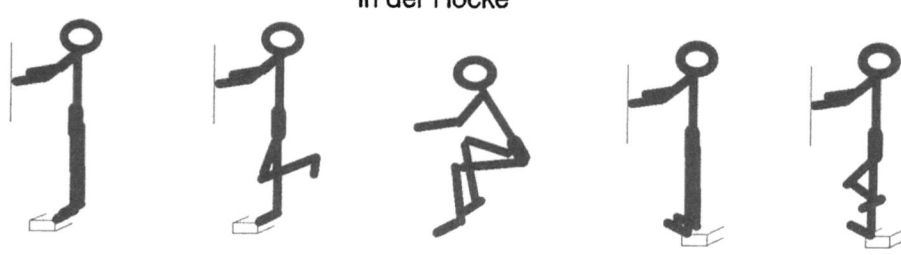

Programmtips für zu Hause und den Verein bzw. das Studio

Die folgenden Programmvorschläge sind vor allem für die gedacht, die über das Büro hinaus etwas für ihre Fitneß tun möchten: zu Hause oder im Verein bzw. Studio.
Während die Übungskarten speziell auf das Büro zugeschnitten sind - z.B. sind dort keine Übungen aufgenommen, bei denen man sich auf den Boden legen muß -, geben diese Programmzusammenstellungen einen Einblick in die vielseitigen Möglichkeiten des Muskeltrainings.

Tips für den Umgang mit den Programmen

Jedem Programm ist ein erläuternder Begleittext vorangestellt. Detaillierte Angaben sind dem Datenfeld im Programmkopf zu entnehmen:
Neben dem Programmziel finden sich Angaben zur Trainingshäufigkeit, Programmdauer, Methode, Pulsfrequenz und Belastungsdauer sowie zu Wiederholungen und Pausen.

Wiederholungen:	Sie bezeichnen, <u>wie oft</u> dieselbe Übung ohne Pause wiederholt werden soll.
Serie:	Sie ist die <u>Summe</u> solcher Wiederholungen.
Stationstraining:	An einer Station werden mehrere Serien durchgeführt, dann wird zur nächsten Station gewechselt.
Kreistraining:	Nach einer Serie an einer Station wird sofort zu nächsten Station gewechselt.

Belastungsintensität siehe Seite 12

Der "untrainierte Anfänger"

Zu den "untrainierten Anfängern" gehören all diejenigen, die schon länger nicht mehr sportlich aktiv waren. Damit ist ein körperliches Training in mehr oder weniger regelmäßigen Abständen gemeint, das über das hinausgeht, was beim Treppensteigen als Belastung empfunden wird. Vor Aufnahme eines intensiveren Trainings sollte in jedem Fall ein Arzt aufgesucht werden!
Häufig ist zu beobachten, daß sich Anfänger überschätzen und zu hoch belasten. Dies gilt sowohl für das Herz-Kreislauf-System als auch für die muskuläre Beanspruchung. Dabei braucht die Anpassung im Bereich des Kreislaufs ebenso Zeit wie die Anpassung der Sehnen, Bänder und Gelenke an die erhöhten muskulären Anforderungen. Grundsätzlich sollte sich der Anfänger nur so weit belasten, wie er sich wohlfühlt. Ein Sich-quälen-wollen ist eine falsche Einstellung, die oft aus der Überzeugung herrührt, nur so könnte man Fortschritte erzielen oder jahrelange sportliche Untätigkeit schnell kompensieren. Das Gegenteil ist der Fall, denn oft geraten übermotivierte Anfänger in ein psychisches Tief, weil sie sich selbst unter Druck setzen und dabei bemerken, daß sie die gesteckten Ziele nicht erreichen können. Dies endet oft in Resignation und mit dem Abbruch der sportlichen Aktivitäten.
Der richtige Weg ist eine schrittweise Steigerung der Belastung. Wichtig ist eine bewußte Wahrnehmung der (neuen) körperlichen Belastung, z.B. des steigenden Pulses, der erhöhten Atemfrequenz, ermüdenden Muskeln und des Schwitzens. Und immer müssen der Spaß und die Freude an der Bewegung im Vordergrund stehen. Mit solchen positiven Erfahrungen wird das Training nicht zur lästigen Pflicht, sondern ein angenehmer Ausgleich zu den monotonen Tätigkeiten des Alltags.

PROGRAMM 2 — Untrainierte Anfänger
Gymnastik ohne und mit einfachen Geräten

→ Herz-Kreislauf-Training (allgemeine Ausdauer)
→ Mobilisation, Koordination

Trainingshäufigkeit: 1-3mal wöchentlich
Programmdauer: 4-6 Wochen

Methode:
Dauerleistungsmethode

Intensitätsbereich:
20-35 %

Bemerkungen:
Belastungspuls maximal 150 / min

Belastungsdauer:
10-30 min, wöchentl. 2-4 min steigern

Wiederholungen:
6-10 pro Serie/Übung

Serien: ergeben sich aus Belastungsdauer
Pausen: keine

Ausführungstempo:
zügig

Anzahl der Übungen:
6-10 Übungen auswählen

Organisationsform:
Kreistraining

8.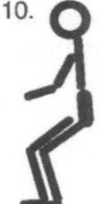
Schulterheben

9.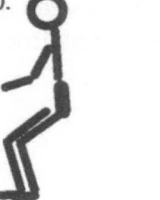
Bein-Arm-Heben, Vierfüßlerstand

1.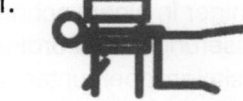
Beinrückheben

10.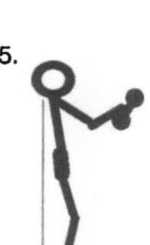
Kniebeuge

2.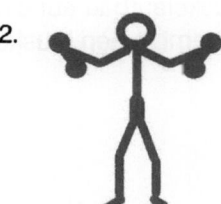
Armseitheben

7. Beinheben

3.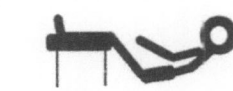
Rumpfheben

6.
Fersenheben

5.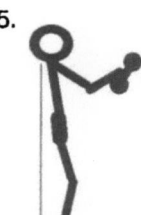
Armbeugen mit leichter Zusatzlast

4.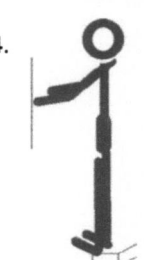
Fußspitzenheben

Programmwechsel beim Erreichen einer Belastungsdauer von 30 min

Die Steigerung der Maximalkraft

Die Maximalkraft ist die höchste Kraft, die ein Mensch durch willentliche Anspannung der Muskulatur erreichen kann. Grundsätzlich ist jeder in der Lage, seine Muskulatur seinen Verhältnissen entsprechend maximal anzuspannen. Je nach Zustand geschieht dies natürlich auf völlig unterschiedlichem Niveau: Stolpert man beispielsweise die Treppe hinunter, spannen sich durch einen Reflex die entsprechenden Muskelgruppen an, die ihrerseits eine Schutzfunktion für die Gelenke ausüben, und deshalb trägt natürlich der besser Trainierte ein geringeres Verletzungsrisiko. Dies gilt auch für alle Alltagshandlungen, die eine Abnutzung der Gelenke und vor allem der Wirbelsäule mit sich bringen. So ist eine kräftige Rücken- und Bauchmuskulatur bei langem Sitzen oder unphysiologischem Verhalten der beste Schutz für die Wirbelsäule. Eine Steigerung der Maximalkraft bedeutet bessere Gesundheit und erhöhte Leistungsfähigkeit.
Beim Anfänger sind im Maximalkrafttraining die Anpassungserscheinungen weniger in einem schnellen Muskelwachstum feststellbar als durch eine Verbesserung der Koordination innerhalb der Muskulatur und der verschiedenen Muskelgruppen untereinander.
Übrigens, keine Angst vor dem Begriff "Muskelaufbau". Bei der angegebenen Trainingshäufigkeit und einer Belastungsintensität von 40-60% spielt sich der Muskelaufbau auf einem sehr niedrigen Niveau ab, man ist also weit davon entfernt, einen Muskelaufbau im Sinne eines Bodybuilders zu erreichen.

PROGRAMM 3 — Steigerung der Maximalkraft

Anfänger, ohne Geräte - Aufbaugymnastik

➡ Verbesserung der Koordination (im Bereich der Maximalkraft)
➡ Vorbereitung Muskelaufbau

Trainingshäufigkeit:	1-3mal wöchentlich
Programmdauer:	4-6 Wochen

Methode:	**Intensitätsbereich:**	**Bemerkungen:**
Muskelaufbautraining	40-60 %	In den Pausen dehnen

Belastungsdauer:	**Wiederholungen:**	**Serien:**	**Pausen:**
ca. 30-20 sec pro Serie	6-15 pro Serie/Übung	2-4 pro Übung	1-3min

Ausführungstempo:	**Anzahl der Übungen:**	**Organisationsform:**
langsam-mittel	6-8 Übungen auswählen	Stationstraining

1. Bauchmuskulatur

   Rumpfheben
   Lendenwirbel behalten Bodenkontakt!

2. Rücken-Schulter-Arm-Brust-Muskulatur

   Liegestütze auf den Knien

3. Bauch-Hüft-Muskulatur

   Beinheben

4. Rücken-, Gesäß- und hintere Beinmuskulatur

   Bein-Arm-Heben, Vierfüßlerstand

5. hintere Beinmuskulatur

   Beinbeugen gegen Partnerwiderstand

6. vordere Beinmuskulatur

   Kniebeuge

   Fersenheben

   Fußspitzenheben

Die Kraftausdauer

Mit "Kraftausdauer" wird die Widerstandsfähigkeit bezeichnet, die die Muskulatur bei lang andauernden dynamischen Kraftleistungen (ca. 30-60 sec) gegen Ermüdungserscheinungen aufbringt.
Bei der Kraftausdauer steht die Herz-Kreislauf-Belastung mehr im Vordergrund als beim Training der Maximalkraft. Die niedrigere Belastungsintensität läßt daher eine längere Belastungsdauer zu. Eine typische Belastung im Alltag sind z.B. intensives Treppensteigen oder ein kurzer, relativ schneller Lauf. Ein leistungsfähigeres Herz-Kreislauf-System erhöht nicht nur die allgemeine Leistungsfähigkeit in Beruf und Alltag; auch Krankheiten, beispielsweise eine Erkältung, lassen sich so leichter überstehen, was auch organische Schäden vermeiden hilft.
Programme für das Training des Herz-Kreislauf-Systems sollten grundsätzlich mit Maximalkraftprogrammen abwechseln. Besonders geeignet für die Schulung von Ausdauer und Kraftausdauer sind neben dem bekannten Joggen vor allem das gelenkschonende Fahrradfahren, aber auch Laufband- oder Treppengeräte, die ein sehr gut dosierbares Training erlauben.
Der Anfänger sollte bei den Kraftausdauerprogrammen auf eine langsame Steigerung der Belastung und regelmäßige Pulskontrolle achten; er soll sich generell wohlfühlen.

PROGRAMM 4   Verbesserung der Kraftausdauer
Anfänger

→ Herz-Kreislauf-Training
→ Verbesserung der Kraftausdauer
→ Schulung der Koordination

Trainingshäufigkeit: 1-3mal wöchentlich
Programmdauer: unbgerenzt

Methode:	**Intensitätsbereich:**	**Bemerkungen:**
Extensive Intervallmethode	20-40 %	Belastungspuls maximal 150/min

Belastungsdauer:	**Wiederholungen:**	**Serien:**	**Pausen:**
30 sec	20-25 pro Serie/Übung	1-3	30-60sec

Ausführungstempo:	**Anzahl der Übungen:**	**Organisationsform:**
zügig	6-12 Übungen auswählen	Kreistraining

9. Kniebeuge

10. Kopfheben

1. Bein-Arm-Heben, Vierfüßlerstand

8. Armstrecken liegend mit leichten Widerständen

11. Schulterheben mit leichten Widerständen

2. Rumpfheben
Lendenwirbel behalten Bodenkontakt !

7. Hüftheben

12. Beinbeugen mit leichtem Widerstand

3. Fersenheben

6. Armbeugen mit leichter Zusatzlast

5. Fußspitzenheben

4. Beinheben

Muskelaufbautraining mit Studiogeräten

Für ein Muskelaufbautraining in extremer Form sind die Bodybuilder bekannt. Ihre Methode, selbstverständlich in entsprechend dosierter Form und Ausführung, kann man in vielen Bereichen zur Anwendung bringen, auch im Gesundheits- und Präventivsport.
Bei diesen Programmen hat sich der Einsatz von Studiogeräten bewährt. Die Möglichkeit, nur durch einen kleinen Handgriff den individuell gewünschten Widerstand (Belastungsintensität) einzustellen, ist nicht nur praktisch und zeitsparend, sondern erlaubt auch eine präzise Steuerung der Programme.
Für den Gesundheitssportler ist es weniger von Bedeutung, daß beim Training mit Maschinen (geführten Bewegungen) die Koordination weniger geschult wird, als dies mit dem Einsatz der freien Hantel geschieht. Trotzdem muß auch bei Studiogeräten auf eine korrekte Ausführung geachtet werden, obwohl die Verletzungsgefahr geringer ist als mit freien Hanteln.

PROGRAMM 5 — Steigerung der Maximalkraft
Fortgeschrittene / Studiogeräte

→ Vergrößerung Muskelquerschnitt
→ Gewebestraffung

Trainingshäufigkeit:	1-3mal wöchentlich
Programmdauer:	4-6 Wochen

Methode: Muskelaufbautraining
Intensitätsbereich: 40-70 %
Bemerkungen: In den Pausen dehnen

Belastungsdauer: ca. 20 sec pro Serie
Wiederholungen: 8-15 pro Serie/Übung
Serien: 3-5 pro Übung
Pausen: 1-3min

Ausführungstempo: langsam-mittel
Anzahl der Übungen: 6-10 Übungen auswählen
Organisationsform: Stationstraining

1. Bauchmuskulatur
Rumpfneigen sitzend

2. Rückenmuskulatur
Beinrückheben

3. Brustmuskulatur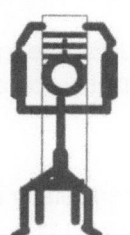
Butterfly

4. Rückenmuskulatur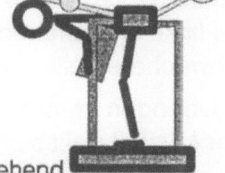
Rumpfneigen stehend

5. Seitliche Oberschenkel-Hüft-Muskulatur
Beinanziehen   Beinabspreizen
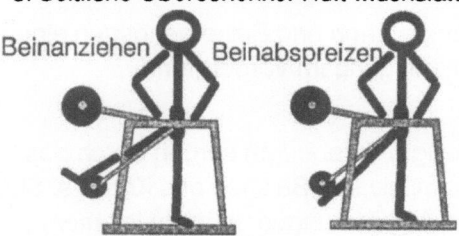

6. hintere, vordere Beinmuskulatur
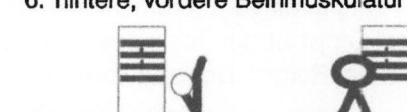 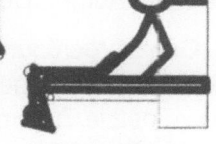
Beinbeugen   Beinstrecken

7. Armbeugemuskulatur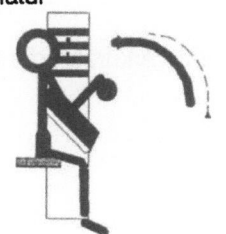
Armstrecken

8. Armbeugemuskulatur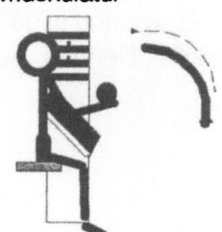
Armbeugen

10 Regeln

1. Grundsätzlich aufwärmen
Durch eine langsame Belastungssteigerung (lockeres Laufen, leichte Übungen) sollen das Herz-Kreislauf-System, die Muskulatur, die Gelenke auf die nachfolgende intensivere Belastung vorbereitet werden.

2. Beginn mit geringen Intensitäten
Grundsätzlich wird bei Trainings- bzw. Programmbeginn mit geringen Intensitäten begonnen, auf die eine langsame Steigerung folgt.

3. In den Pausen dehnen.

4. Korrekte Technik
Eine korrekte Bewegungausführung ist unerläßlich, um akute Verletzungen sowie langfristige Abnutzungserscheinungen zu vermeiden. Hierbei spielen Geschwindigkeit (keine ruckartigen Bewegungen!), Atmung (gleichmäßig weiteratmen, keine Preßatmung) und Körperhaltung eine wichtige Rolle.

5. Programmauswahl
Grundsätzlich begleitet alle Programme im Wechsel ein Herz-Kreislauf-Training (Lauf-, Fahrrad-, Treppenprogramme, Kraftausdauerprogramme).

6. Dysbalancen vermeiden
Bei der Übungsauswahl ist darauf zu achten, daß seitengleich trainiert wird: Die linke und die rechte Seite müssen ausgeglichen belastet und dabei die schwächere Seite auftrainiert werden.

7. Übungen immer wieder variieren
Der Muskel paßt sich den Trainingsbelastungen relativ schnell an, daher sollte man die Übungen immer wieder variieren.

8. Rumpfkraft vor Extremitätenkraft
Der Rumpf ist die Basis des Körpers. Kräftige Arme und Beine benötigen einen starken Rumpf. Deshalb steht die Rumpfkräftigung im Vordergrund.

9. Ganzkörperübungen anstreben
Ganzkörperübungen (Liegestütze, Klimmzüge, Kniebeuge) sorgen durch das koordinative Zusammenspiel für eine gute muskuläre Balance des Körpers. Stellen die Ganzkörperübungen noch zu hohe Anforderungen, müssen leichtere Ausführungen gewählt werden, die zu umfangreicheren Übungen hinführen.

10. Abwärmen (Cool-down) nicht vergessen
Lockern, Dehnen, Auslaufen und Entspannen verkürzen die Regenerationszeit.

Literatur

Eberspächer H (1987) Sportpsychologie. Rowohlt, Reinbek

Ehlenz H, Grosser M, Zimmermann E (1987) Krafttraining, 3. Aufl. BLV, München

Freiwald J (1989) Prävention, Rehabilitation im Sport. Rowohlt, Reinbek

Grosser M (1989) Training der konditionellen Fähigkeiten. Studienbrief 20, Trainerakademie Köln. Hofmann, Schorndorf

Grosser M, Ehlenz H, Zimmermann E (1987) Richtig Muskeltraining. BLV, München

Hartmann J, Tünnemann H (1990) Das große Buch der Kraft. Sportverlag, Berlin

Klein-Vogelbach S (1990) Funktionelle Bewegungslehre, 4. Aufl. Springer, Berlin Heidelberg New York Tokyo

Knebel K-P, Herbeck B, Schaffner S (1988) Tennis Funktionsgymnastik. Rowohlt, Reinbeck

Rühl N (1992) Muskeltraining 2000, 2. Aufl. Springer, Berlin Heidelberg New York Tokyo

Weineck J (1986) Sportbiologie. Perimed, Erlangen

Hals-Nacken-Muskulatur	Kräftigung
Hals-Nacken-Muskulatur	Übung am Arbeitsplatz

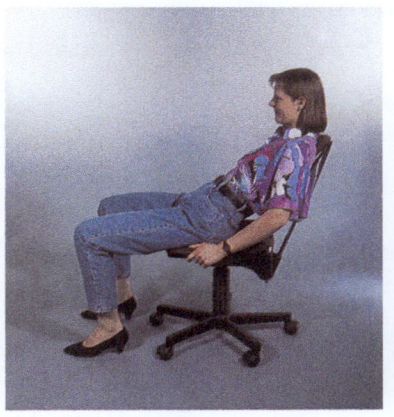 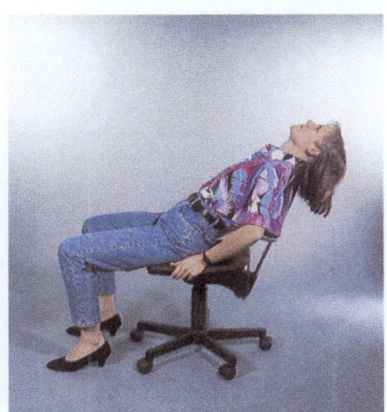

Kopfheben aus rückwärtiger Position
sitzend

Das Gesäß ist vorne auf der Sitzfläche plaziert, die Hände stützen den Körper seitlich ab. Dabei liegen die Schultern auf der Rückenlehne auf, die Wirbelsäule bleibt gerade. Nun den Kopf langsam und kontrolliert heben und senken.
Den Kopf nicht zu weit nach hinten überstrecken und nicht ruckartig bewegen!

Übungsdauer: ca. 20-30 sec   Wiederholungszahl: 8-12

Kopfheben
aus der Rückenlage

Übung zu Hause,
im Verein, im Studio

Langsame und kontrollierte Ausführung: Schutz für die Halswirbelsäule!

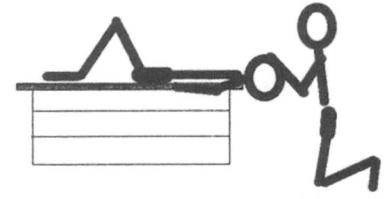

gegen dosierten Partnerwiderstand

Dehnen 1
Seitl. Hals-Nacken-Muskulatur

Hand zieht den Kopf in maximale Seitneigung, während der Gegenarm in Richtung Boden gestreckt wird

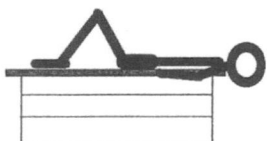

auf erhöhter Unterlage

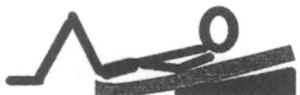

auf der schiefen Ebene

leicht   mittel   schwer

Dehnen 2
Nackenmuskulatur

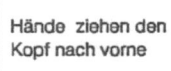

Hände ziehen den Kopf nach vorne

Schulter-Nacken-Muskulatur **Kräftigung**
Nackenmuskulatur Übung am Arbeitsplatz

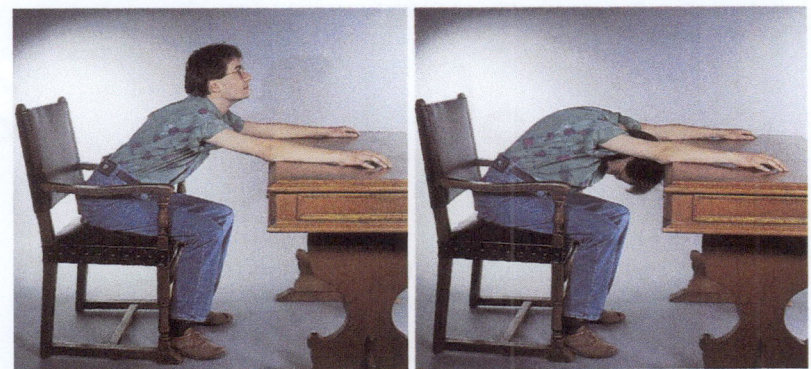

Kopfsenken aus vorgeneigter Position
sitzend

Die Arme liegen auf dem Schreibtisch und stützen den Oberkörper ab. Der Kopf wird so weit gesenkt, daß das Kinn die Brust berührt; nun wird der Kopf kontrolliert in den Nacken gehoben.
Nicht zu weit nach hinten überstrecken und nicht ruckartig bewegen!

2 Übungsdauer: ca. 20-30 sec   Wiederholungszahl : 8-12

Kopfsenken

Übung zu Hause, im Verein, im Studio

Auf kontrollierte Bewegungsausführung achten; langsam und nicht ruckartig bewegen!

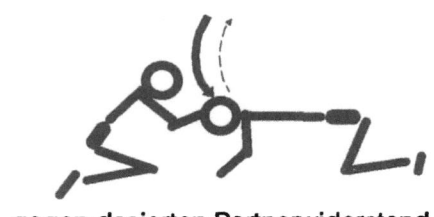

gegen dosierten Partnerwiderstand

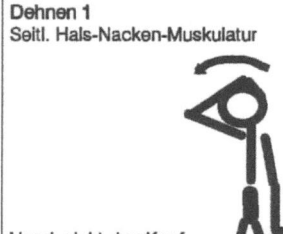

Dehnen 1
Seitl. Hals-Nacken-Muskulatur

Hand zieht den Kopf in maximale Seitneigung, während der Gegenarm in Richtung Boden gestreckt wird

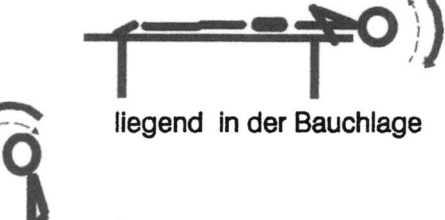

liegend in der Bauchlage

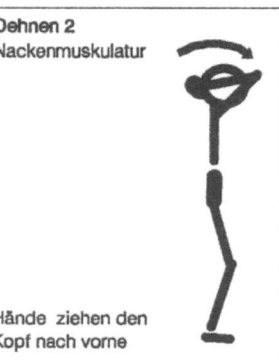

Dehnen 2
Nackenmuskulatur

Hände ziehen den Kopf nach vorne

stehend

leicht   mittel   schwer

Schulter-Nacken-Muskulatur   **Kräftigung**
Schulter-Nacken-Muskulatur   Übung am Arbeitsplatz

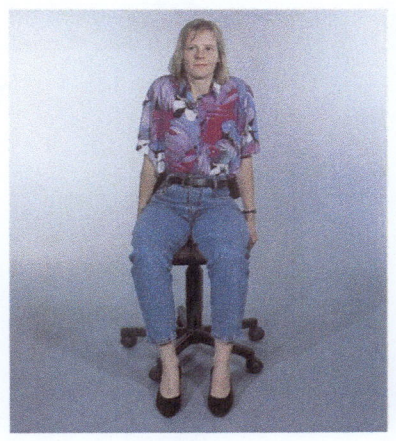 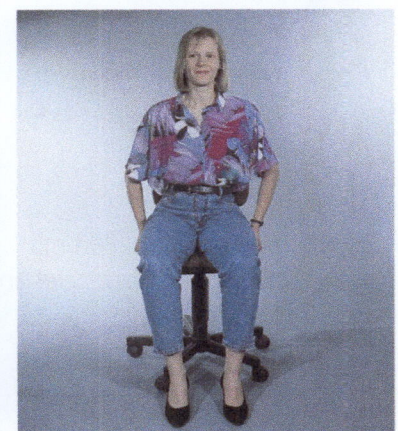

Schulterziehen
sitzend

In aufrechter Sitzhaltung wird der Körper mit den Händen an der Sitzfläche fixiert. Nun werden die Schultern angehoben; anschließend die Spannung lösen und die Schultern wieder senken.

Übungsdauer: ca. 20-30 sec   Wiederholungszahl: 8-12

Schulterheben

Übung zu Hause,
im Verein, im Studio

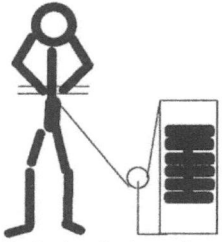

Schulterheben kombiniert mit
Unterarmbeugen (Trapezziehen)
am Studiogerät

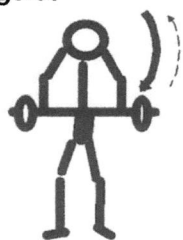

Schulterheben mit der Langhantel

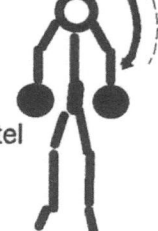

Schulterheben mit Einzelhanteln

Die Belastungsintensität wird hier ausschließlich durch den jeweiligen Widerstand festgelegt.

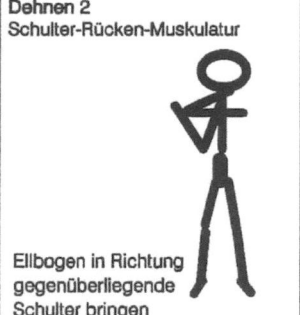

Dehnen 1
Arm-Schulter-Muskulatur

Arme hinter dem Kopf, Gegenarm am Ellbogen fassen und bis zur Senkrechten hochziehen. Ellbogen ist maximal gebeugt

Dehnen 2
Schulter-Rücken-Muskulatur

Ellbogen in Richtung gegenüberliegende Schulter bringen

Schulter-Rücken-Muskulatur   **Kräftigung**
Schulter-Rücken-Muskulatur   Übung am Arbeitsplatz

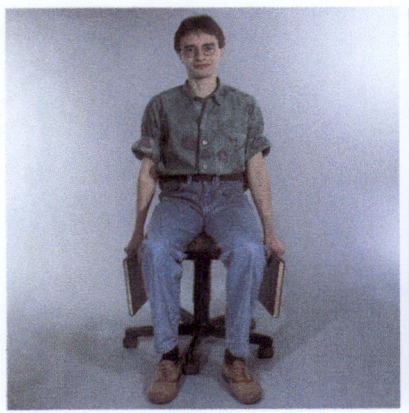 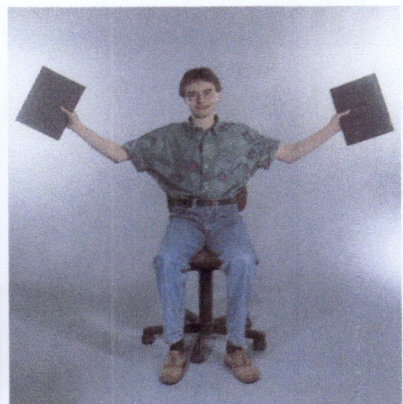

Armseitheben
stehend oder aufrecht sitzend

Während die Hände jeweils einen Gegenstand (Buch o. ä.) halten, werden beide Arme gleichzeitig bis zur Waagrechten angehoben. Die Ellbogen bleiben dabei grundsätzlich leicht gebeugt (Gelenkschutz). Anschließend die Arme wieder senken.
Wählen Sie einen Gegenstand, dessen Gewicht die angegebene Wiederholungszahl zuläßt.

Übungsdauer: ca. 20-30 sec   Wiederholungszahl: 8-12

Armseitheben

Übung zu Hause,
im Verein, im Studio

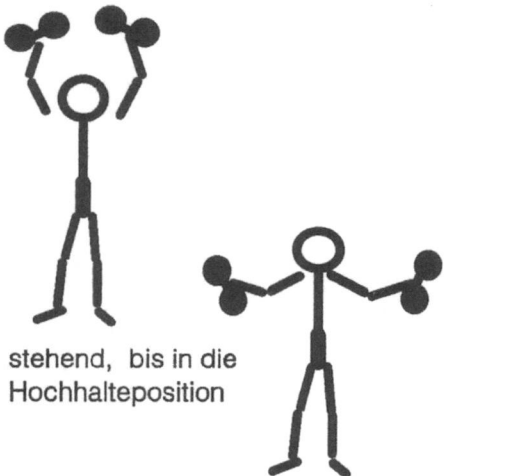

stehend, bis in die Hochhalteposition

stehend, bis zur Waagrechten

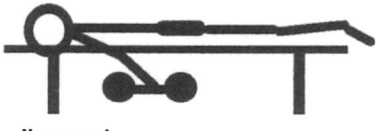

liegend

Die Belastungsintensität wird hier ausschließlich durch den jeweiligen Widerstand festgelegt.

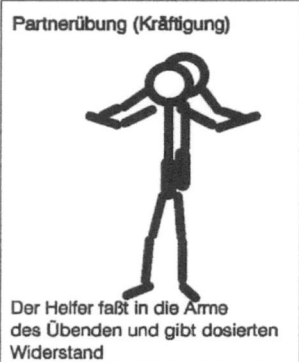

Partnerübung (Kräftigung)

Der Helfer faßt in die Arme des Übenden und gibt dosierten Widerstand

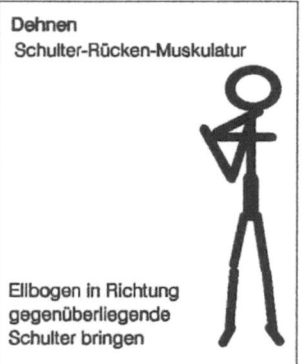

Dehnen
Schulter-Rücken-Muskulatur

Ellbogen in Richtung gegenüberliegende Schulter bringen

Schulter-Rücken-Muskulatur   **Kräftigung**
Schulter-, Rücken-, Armbeugemuskulatur   Übung am Arbeitsplatz

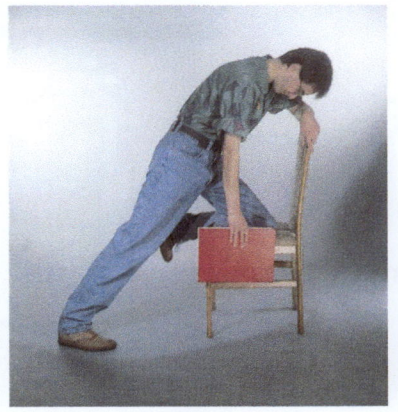 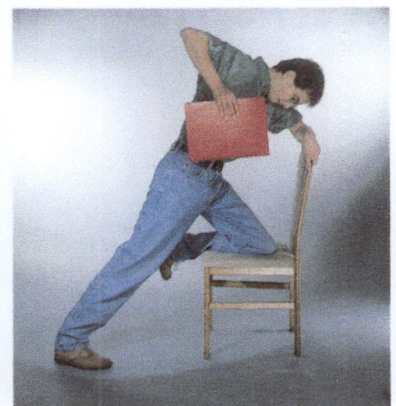

Rudern einarmig mit Zusatzgewicht

Das linke Knie wird auf der Stuhlfläche plaziert, die linke Hand stützt den Körper an der Rückenlehne ab, die rechte hält einen Gegenstand (Buch o. ä.). Nun wird der rechte Ellbogen nach oben geführt, bis die Hand Brusthöhe erreicht, und dann wieder gestreckt. Danach die Übung auf der anderen Seite durchführen. Wirbelsäule gerade halten! Wählen Sie einen Gegenstand, dessen Gewicht die angegebene Wiederholungszahl zuläßt.

Übungsdauer: jeweils ca. 20 sec   Wiederholungszahl: 8-12

Rudern

Übung zu Hause, im Verein, im Studio

Wirbelsäule gerade halten!

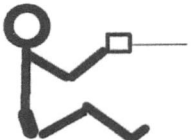
sitzend am Zuggerät

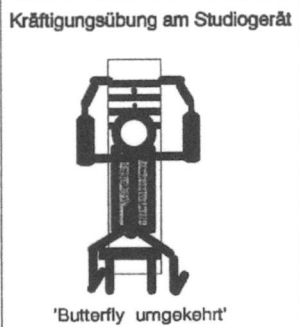
Kräftigungsübung am Studiogerät

'Butterfly umgekehrt'

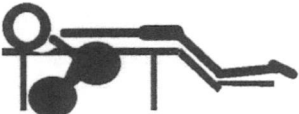
kniend einarmig mit der Einzelhantel

liegend mit der Langhantel

Die Belastungsintensität wird hier ausschließlich durch den jeweiligen Widerstand festgelegt.

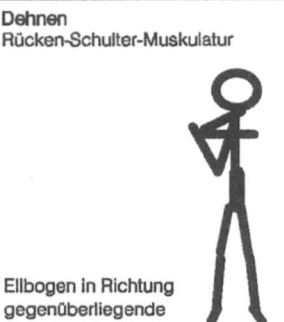
Dehnen
Rücken-Schulter-Muskulatur

Ellbogen in Richtung gegenüberliegende Schulter bringen

Rücken-Gesäß-Muskulatur — Kräftigung

Rücken-, Gesäß-, hintere Oberschenkelmuskulatur   Übung am Arbeitsplatz

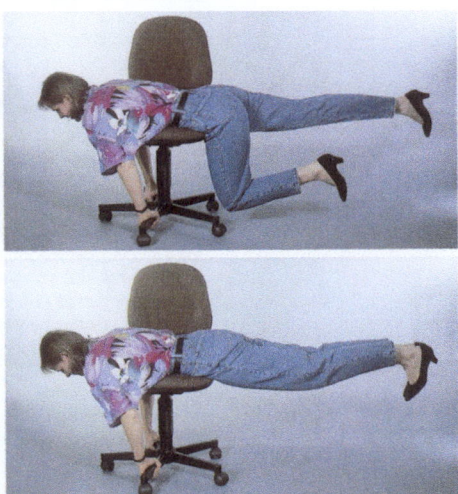

Beinrückheben mit Stuhlhilfe

Der Bauch liegt auf der Sitzfläche auf, die Schultern werden mit den Händen gut abgestützt, um ein Pressen im Brustbereich (Preßatmung!) zu verhindern. Im Wechsel nun ein Bein anwinkeln und das andere strecken.
Schwierigere Variation: beide Beine gleichzeitig strecken bzw. anziehen.

Übungsdauer: ca. 20-30 sec   Wiederholungszahl: 8-12

Beinrückheben

Übung zu Hause, im Verein, im Studio

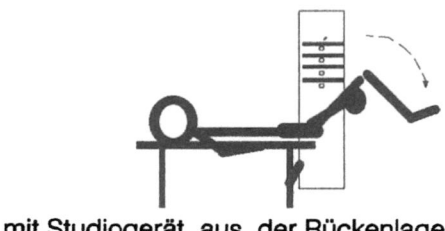

mit Studiogerät aus der Rückenlage

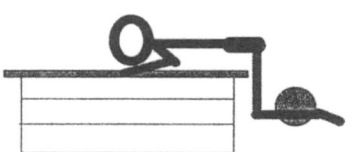

mit einfachen Geräten oder Studiogerät

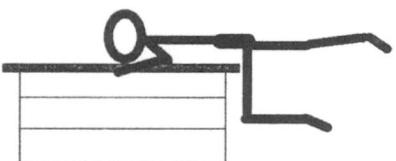

wechselseitig oder gleichzeitig ohne zusätzlichen Widerstand

leicht   mittel   schwer

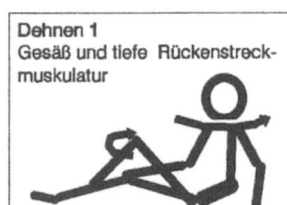

Dehnen 1
Gesäß und tiefe Rückenstreckmuskulatur

Yogasitz: linkes Bein wird über das rechte geschlagen, Oberkörper verwringt sich dagegen, indem der rechte Arm links am linken Oberschenkel vorbei am rechten Bein Halt sucht

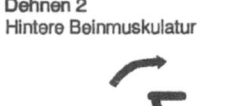
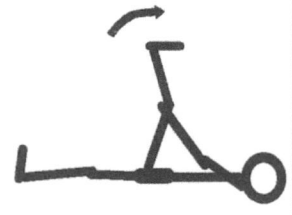

Dehnen 2
Hintere Beinmuskulatur

Bein bis zur Senkrechten strecken, Gegenbein gestreckt am Boden lassen

Armbeugemuskulatur   **Kräftigung**
Armbeuge-, Schulter-, Brustmuskulatur   Übung am Arbeitsplatz

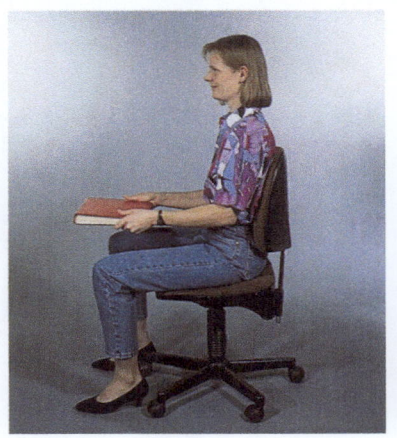 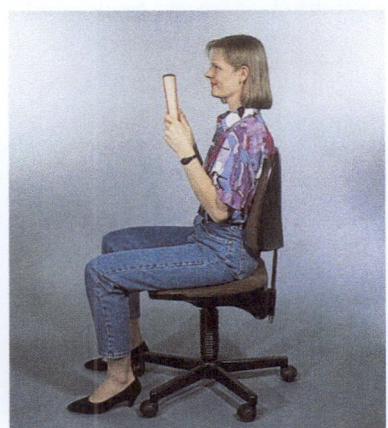

Armbeugen mit leichtem Widerstand
sitzend

Eine stabile und aufrechte Sitzhaltung einnehmen; die Hände halten einen Gegenstand (Buch o. ä.), die Ellbogen sind leicht angehoben. Die Unterarme werden nun möglichst weit nach oben geführt und anschließend wieder gesenkt. Wählen Sie einen Gegenstand, dessen Gewicht die angegebene Wiederholungszahl zuläßt. Wirbelsäule gerade halten!

Variaton: im Stehen; Ellbogen nicht völlig strecken (Gelenkschutz)

Übungsdauer: ca. 20-30 sec   Wiederholungszahl : 8-12

Armbeugen

Übung zu Hause, im Verein, im Studio

Wirbelsäule und Schultern gerade halten!

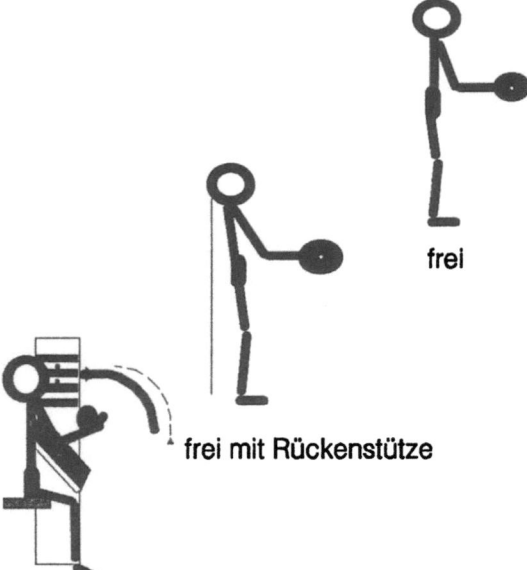

frei

frei mit Rückenstütze

Studiogerät

leicht   mittel   schwer

Die Belastungsintensität wird hier außerdem durch den jeweiligen Widerstand festgelegt.

Partnerübung gegen Partnerwiderstand

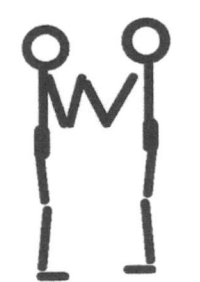

Dehnen Armbeugemuskulatur

Der rechte Arm wird gestreckt, so daß die Handfläche nach außen und die Fingerspitzen nach unten zeigen. Die andere Hand greift in die rechte Handfläche (Daumen auf dem Handrücken) und unterstützt die kontrollierte Überstreckung des zu dehnenden Armes

Armstreckmuskulatur	**Kräftigung**
Schulter- und Rückenmuskulatur	Übung am Arbeitsplatz

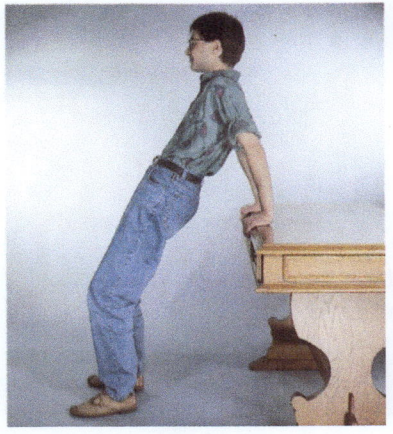 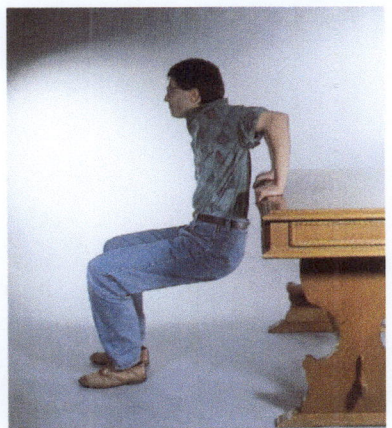

Armstrecken

Die Hände umfassen die Tischkante so, daß die Finger nach unten zeigen und die Handgelenke stabilisiert werden können. Nun werden die Arme gebeugt, bis Ober- und Unterarm einen rechten Winkel bilden; der Körper senkt sich dabei in die Kniebeuge. Anschließend werden die Arme wieder gestreckt, unterstützt durch die Streckung der Beine.

Übungsdauer: ca. 20 sec　　　Wiederholungszahl: 8-12

Armstrecken

Übung zu Hause, im Verein, im Studio

Handgelenke gerade halten!

frei mit dem eigenen Körpergewicht

erhöhte Beinposition

Füße nahe beim Stützpunkt

leicht   mittel   schwer

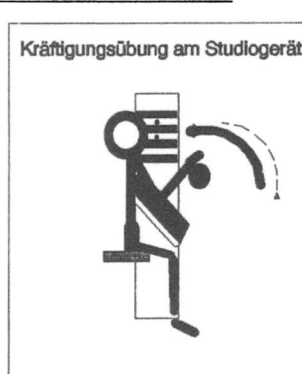

Kräftigungsübung am Studiogerät

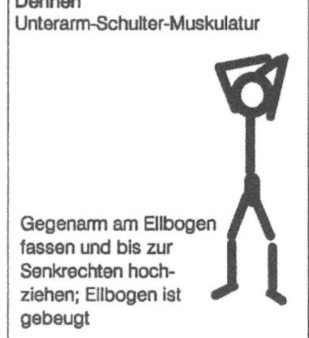

Dehnen Unterarm-Schulter-Muskulatur

Gegenarm am Ellbogen fassen und bis zur Senkrechten hochziehen; Ellbogen ist gebeugt

Arm-Schulter-Muskulatur	Kräftigung
Armstreck-, Schulter-, Brustmuskulatur	Übung am Arbeitsplatz

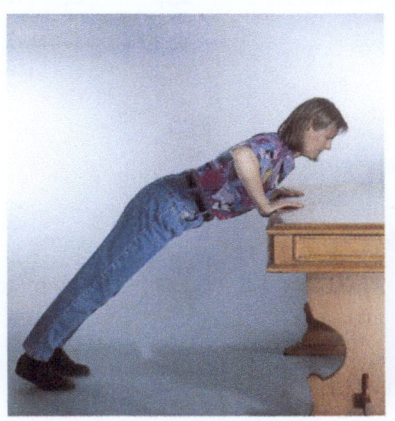 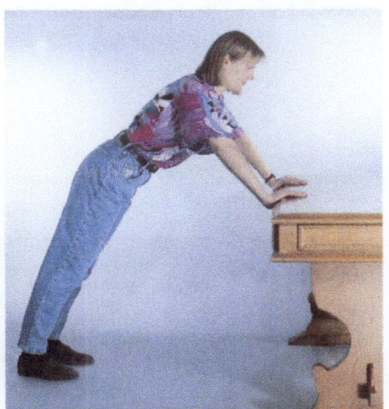

Liegestütze am Schreibtisch

Die Hände werden in Schulterbreite vorne auf der Schreibtischfläche plaziert; die Fingerspitzen zeigen leicht nach innen, die Wirbelsäule bleibt gerade. Nun in gleichmäßigem Tempo die Arme beugen und strecken.
Je höher der Stützpunkt gewählt wird, desto leichter die Übung (z. B. Wandliegestütz).

Übungsdauer: ca. 20-30 sec   Wiederholungszahl: 8-12

Liegestütze

Übung zu Hause, im Verein, im Studio

Wirbelsäule und Kopf gerade halten!

mit durchgestreckten Beinen

auf den Knien

an der Wand

leicht 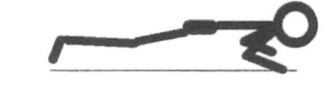 mittel schwer

Dehnen 1
Armstreckmuskulatur

Mit gefalteten Händen die Arme durchstrecken, so daß die Handflächen nach außen zeigen

Dehnen 2
Schulter-Brust-Muskulatur

Auf die Knie gehen, Hände nach vorne schieben

Unterarmmuskulatur	**Kräftigung**
Handstreck- und Handbeugemuskulatur	Übung am Arbeitsplatz

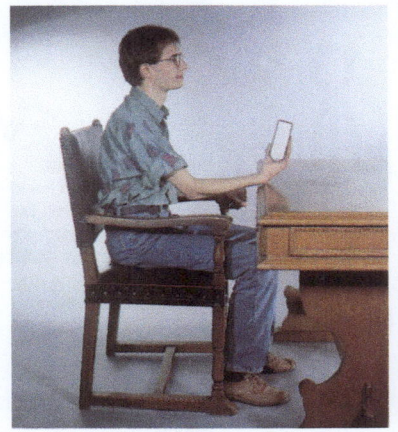 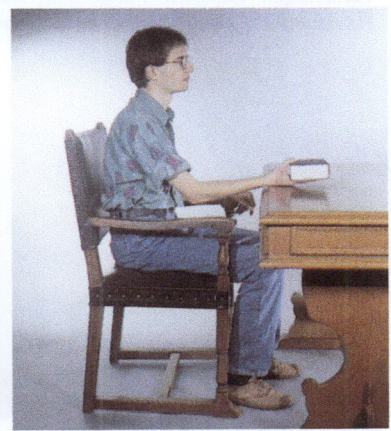

Handbeugen/Handstrecken am Schreibtisch sitzend

<u>Handbeugen</u>: Der Unterarm liegt auf der Schreibtischkante, der Handrücken zeigt nach unten. Die Hand hält ein Buch o. ä. und wird maximal gebeugt und wieder gestreckt.

<u>Handstrecken</u>: Wie bei Handbeugen, jedoch zeigt der Handrücken nach oben. Wählen Sie einen Gegenstand, dessen Gewicht die angegebene Wiederholungszahl erlaubt. Ein- oder beidarmige Ausführung möglich.

Übungsdauer: ca. 20-30 sec   Wiederholungszahl: 12-15

Handbeugen/Handstrecken

Übung zu Hause, im Verein, im Studio

Handbeugen - Handrücken zeigen nach unten
Handstrecken - Handrücken zeigen nach oben

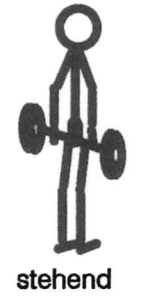

stehend

kniend mit Langhantel

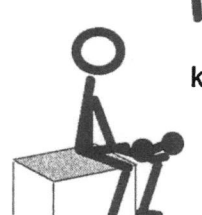

sitzend mit Einzelhantel

leicht   mittel   schwer

Dehnen 1
Handgelenkbeuger

Die rechte Hand wird mit Hilfe der linken Hand nach vorne gebeugt. Die Fingerspitzen zeigen zum Unterarm. Wichtig: kontrollierte und langsame Ausführung. Anschließend andere Seite

Dehnen 2
Handgelenkstrecker

Mit gefalteten Händen die Arme durchstrecken, so daß die Handflächen nach außen zeigen

Bauch-Hüft-Muskulatur
Bauch-Hüft-Muskulatur

Kräftigung
Übung am Arbeitsplatz

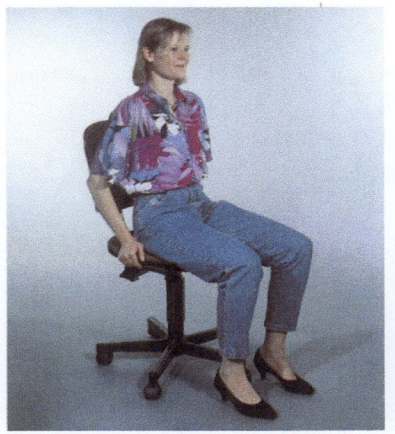 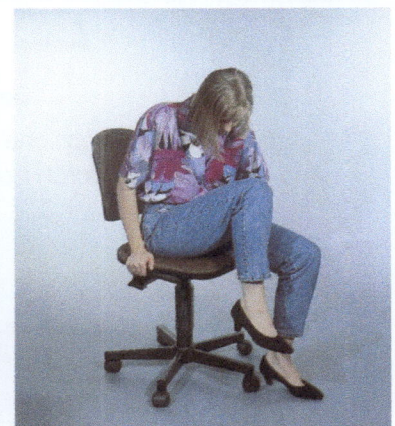

Rumpf-Hüft-Beugen aus rückwärtiger Position
sitzend

Mit den Händen auf der Stuhlfläche abstützen, das Gesäß ist leicht nach vorne geschoben. Nun wird jeweils ein Knie angehoben und zur Schulter der anderen Seite geführt, die ihrerseits dem Knie möglichst weit entgegenkommt.

Übungsdauer: ca. 20-30 sec   Wiederholungszahl 8-12

Rumpfaufrichten
aus der Rückenlage

Übung zu Hause, im Verein, im Studio

Bei diesen Übungen wird vorwiegend die gerade Bauchmuskulatur trainiert!

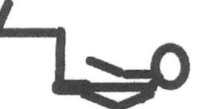

Crunch - zusätzliche isometrische Haltearbeit durch freies Halten der Beine

Rumpfaufrichten - Lendenwirbel behalten Bodenkontakt, das Beinauflegen entlastet zusätzlich die Wirbelsäule

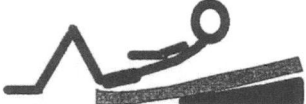

schiefe Ebene und gestreckte Arme erleichtern die Ausführung

leicht   mittel   schwer

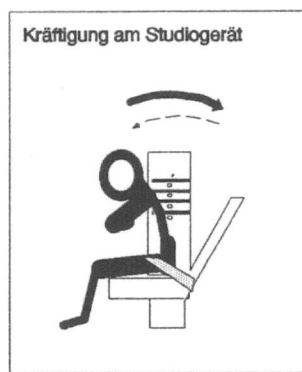

Kräftigung am Studiogerät

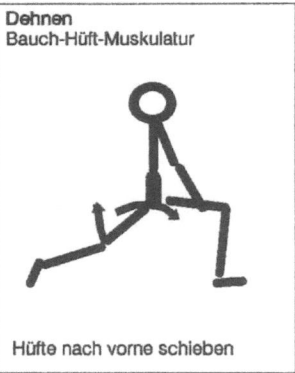

Dehnen Bauch-Hüft-Muskulatur

Hüfte nach vorne schieben

Bein-Gesäß-Muskulatur | **Kräftigung**
Beinstreck-, Gesäß-, Rückenmuskulatur | Übung am Arbeitsplatz

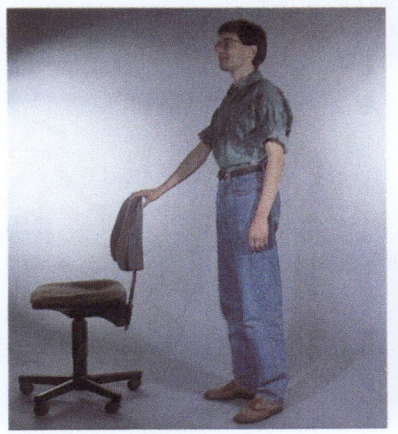 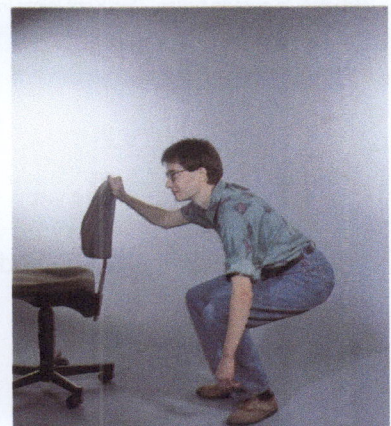

Kniebeuge

Die Füße stehen schulterbreit auseinander, der Kopf wird leicht in den Nacken genommen, die Wirbelsäule bleibt gerade. Nun in die Kniebeuge gehen, bis Ober- und Unterschenkel ungefähr einen rechten Winkel bilden.
Stuhl oder Schreibtisch erleichtern am Anfang eine korrekte Ausführung.

Übungsdauer: ca. 20-30 sec   Wiederholungszahl: 8-12

Kniebeuge

Übung zu Hause, im Verein, im Studio

Wirbelsäule gerade halten! Den Kopf leicht in den Nacken nehmen!

am Studiogerät

mit der freien Hantel

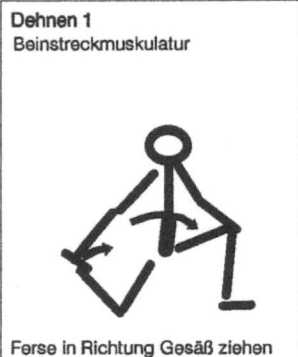

Dehnen 1
Beinstreckmuskulatur

Ferse in Richtung Gesäß ziehen

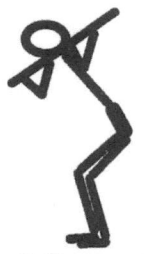

mit Gymnastikstab

leicht   mittel   schwer

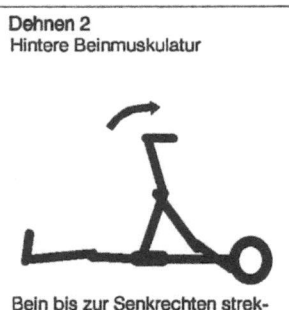

Dehnen 2
Hintere Beinmuskulatur

Bein bis zur Senkrechten strecken, Gegenbein gestreckt am Boden lassen

Oberschenkelmuskulatur
Beinstreckmuskulatur

Kräftigung
Übung am Arbeitsplatz

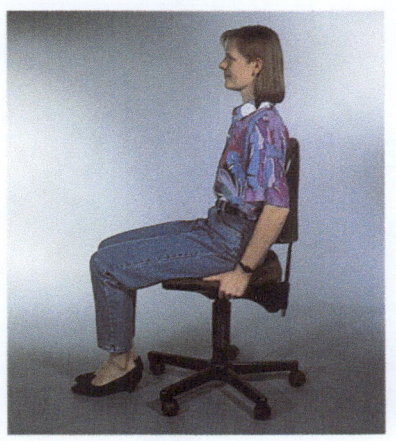 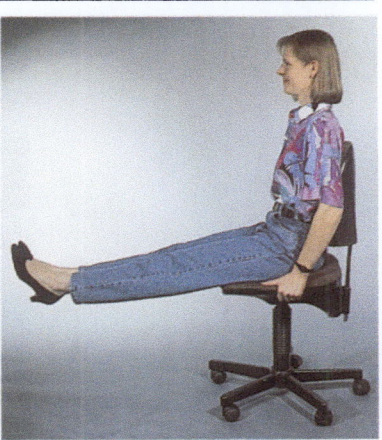

Beinstrecken mit Stuhlhilfe
sitzend

Mit den Armen an der Sitzfläche fixieren und den Oberkörper mit Hilfe der Rückenlehne stabilisieren; die Wirbelsäule bleibt gerade. Nun wird die Beinmuskulatur angespannt, und die Unterschenkel werden gestreckt und gebeugt, ohne den Boden zu berühren.

Übungsdauer: ca. 20-30 sec   Wiederholungszahl: 12-15

Beinstrecken

Übung zu Hause, im Verein, im Studio

Wirbelsäule gerade halten!

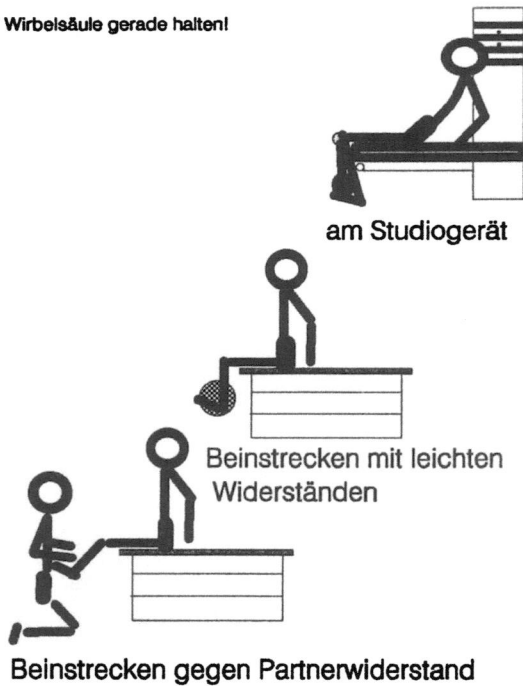

am Studiogerät

Beinstrecken mit leichten Widerständen

Beinstrecken gegen Partnerwiderstand

Die Belastungsintensität wird hier ausschließlich durch den jeweiligen Widerstand festgelegt.

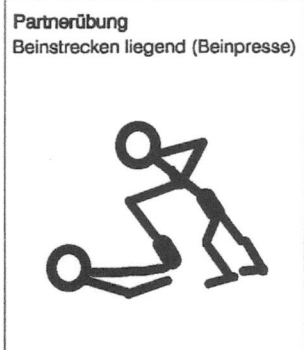

Partnerübung
Beinstrecken liegend (Beinpresse)

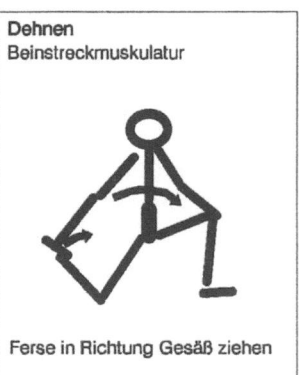

Dehnen
Beinstreckmuskulatur

Ferse in Richtung Gesäß ziehen

Oberschenkelmuskulatur	**Kräftigung**
Beinbeugemuskulatur	Übung am Arbeitsplatz

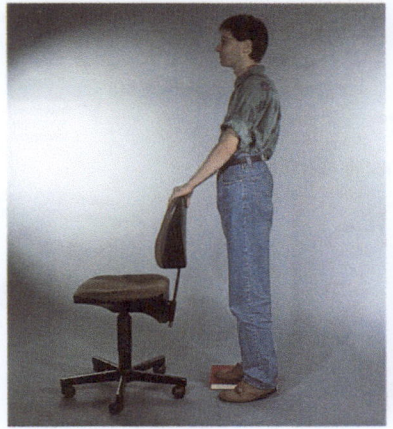 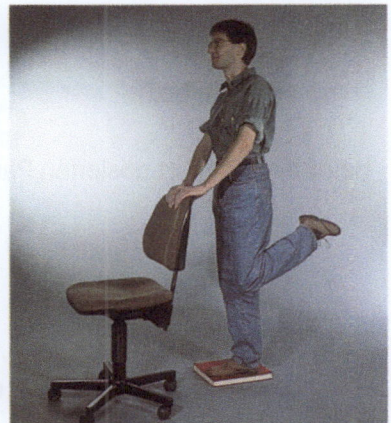

Beinbeugen
stehend

Auf ein Bein stellen, dabei dient ein Stuhl oder eine Wand als Halt. Nun wird der Unterschenkel des anderen Beins möglichst weit nach oben und wieder zurück geführt.
Da bei dieser Übung kein zusätzlicher Widerstand eingesetzt wird, ist es wichtig, die Beinmuskulatur anzuspannen.

14 Übungsdauer: ca. 30 sec　　　　Wiederholungszahl: 12-15

Beinbeugen

Übung zu Hause
im Verein, im Studio

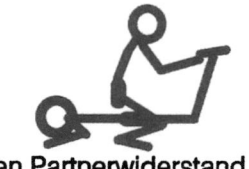

beidbeinig gegen dosierten Partnerwiderstand

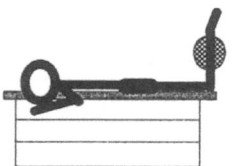

mit leichten bis mittelschweren Gegenständen

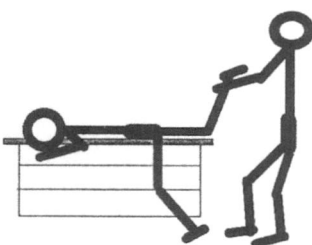

einbeinig gegen dosierten Partnerwiderstand

Die Belastungsintensität wird hier ausschließlich durch den jeweiligen Widerstand festgelegt.

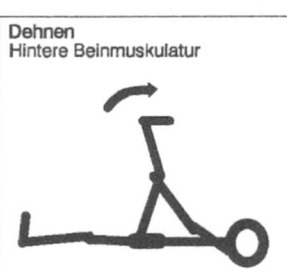

Kräftigungsübung am Studiogerät

Beinbeugen einbeinig

Dehnen
Hintere Beinmuskulatur

Bein bis zur Senkrechten strecken, Gegenbein gestreckt am Boden lassen

Unterschenkelmuskulatur
Zwillingswaden-, Schollenmuskel

Kräftigung
Übung am Arbeitsplatz

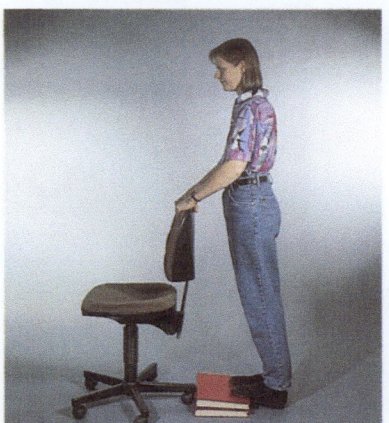 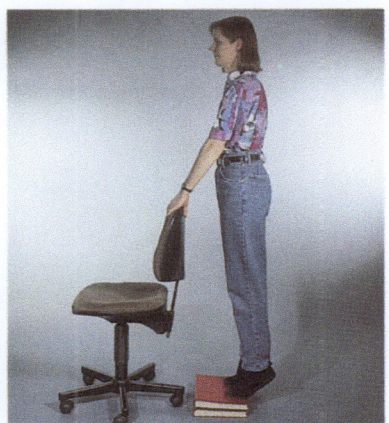

Fersenheben
stehend

Die Fußspitzen werden auf einer erhöhten Ebene so plaziert, daß die Fersen möglichst viel Bewegungsspielraum haben. Ein Stuhl o. ä. gibt dabei Halt. Nun langsam und kontrolliert die Fersen heben und senken.

Schwierigere Variation: auf einem Bein

Übungsdauer: ca. 30 sec   Wiederholungszahl:12-15

Fersenheben

Übung zu Hause, im Verein, im Studio

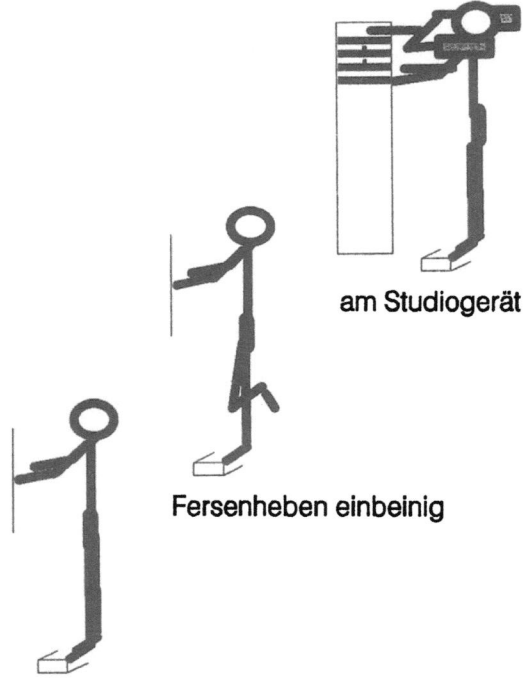

am Studiogerät

Fersenheben einbeinig

Fersenheben beidbeinig

leicht   mittel   schwer

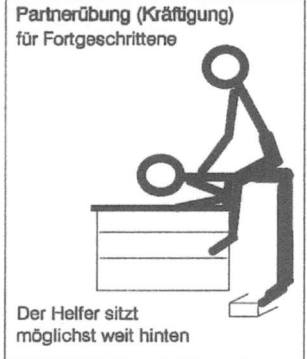

Partnerübung (Kräftigung) für Fortgeschrittene

Der Helfer sitzt möglichst weit hinten

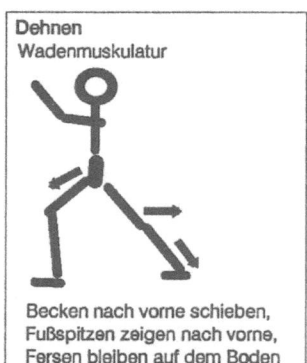

Dehnen Wadenmuskulatur

Becken nach vorne schieben, Fußspitzen zeigen nach vorne, Fersen bleiben auf dem Boden

Unterschenkelmuskulatur
Schienbeinmuskulatur

Kräftigung
Übung am Arbeitsplatz

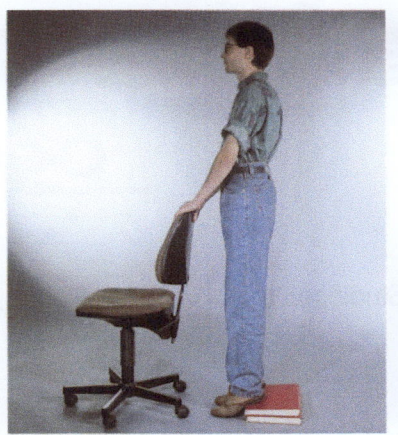 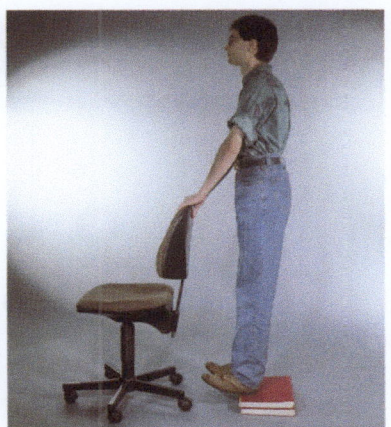

Fußspitzenheben
stehend

Die Fersen werden auf einer erhöhten Ebene so plaziert, daß die Fußspitzen möglichst viel Bewegungsspielraum haben. Ein Stuhl o. ä. gibt dabei Halt. Nun langsam und kontrolliert die Fußspitzen heben und senken.

Schwierigere Variation: auf einem Bein

Übungsdauer:ca. 30 sec   Wiederholungszahl: 12-15

Fußspitzenheben

Übung zu Hause, im Verein, im Studio

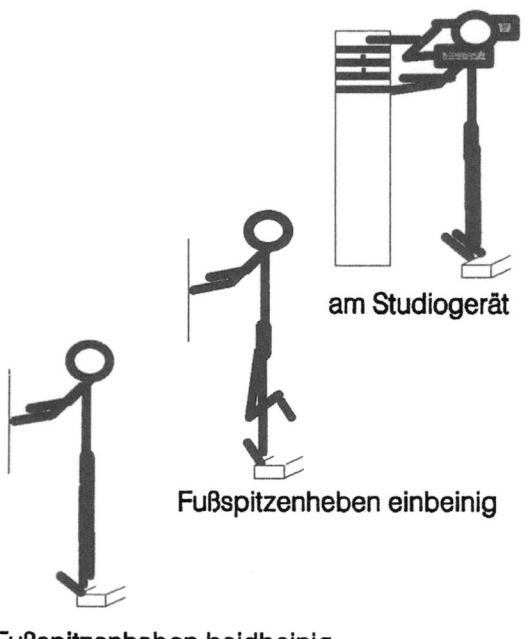

am Studiogerät

Fußspitzenheben einbeinig

Fußspitzenheben beidbeinig

leicht   mittel   schwer

Rühl: Fit im Büro. © Springer-Verlag Berlin Heidelberg 1993

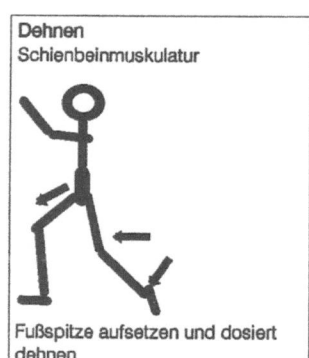

Partnerübung für Fortgeschrittene

Der Helfer sitzt möglichst weit hinten

Dehnen Schienbeinmuskulatur

Fußspitze aufsetzen und dosiert dehnen

Hals-Nacken-Muskulatur
Hals-Nacken-Muskulatur

Mobilisation
Übung am Arbeitsplatz

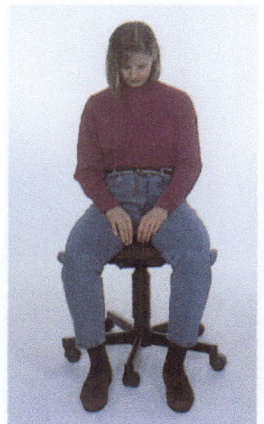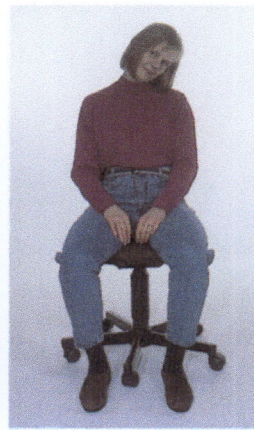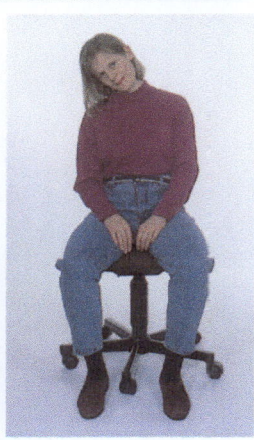

Kopfnicken/Kopfneigen seitlich
aufrecht sitzend oder stehend

Der Kopf wird langsam und kontrolliert nach vorne und zurück geführt bzw. seitlich nach links und rechts geneigt.
Ruckartige Ausführung vermeiden und den Kopf nicht zu weit in den Nacken nehmen, um eine extreme Überstreckung zu vermeiden (Schutz der Halswirbelsäule)!

Übungsdauer: ca. 30 sec   Wiederholungszahl: 12-20

Hals-Nacken-Muskulatur — Dehnung
Nackenmuskulatur

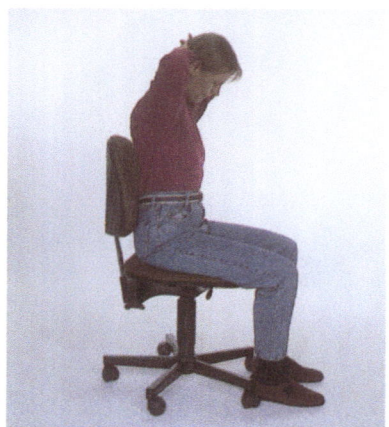

Nackenziehen mit Unterstützung der Hände
aufrecht sitzend oder stehend

Die Hände werden hinter dem Kopf gefaltet. Kopf, Nacken und Schultern sind entspannt und werden nun mit Hilfe der Arme nach vorne gebracht. So ca. 15 sec verharren, bis die Spannung nachläßt und die Dehnung spürbar wird.
Ruckartige Ausführung vermeiden und nicht zu stark dehnen (Schutz der Halswirbelsäule)!

Übungsdauer: ca. 60 sec   Wiederholungszahl: 2-3

Hals-Nacken-Muskulatur | **Mobilisation**
Seitliche Hals-Nacken-Muskulatur | Übung am Arbeitsplatz

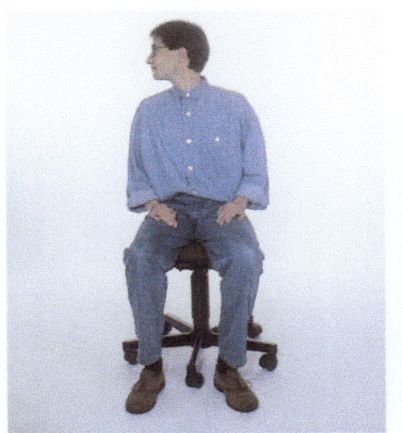 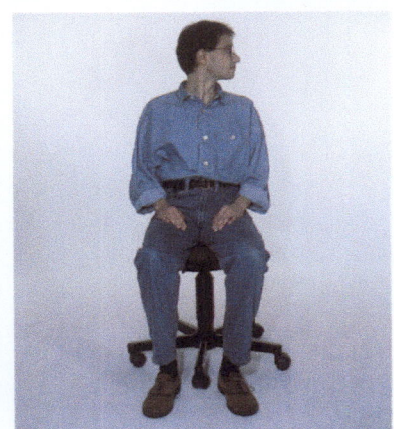

Kopfdrehen seitlich
aufrecht sitzend oder stehend

Der Kopf wird langsam und kontrolliert seitlich nach links und rechts gedreht.
Ruckartige Ausführung sowie extreme Drehung vermeiden (Schutz der Halswirbelsäule)!

2 Übungsdauer: ca. 30 sec   Wiederholungszahl: ca. 20

Hals-Nacken-Muskulatur — Dehnung
Seitliche Hals-Nacken-Muskulatur

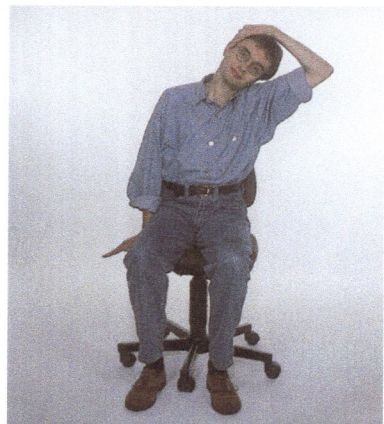

Kopfneigen seitlich mit Unterstützung der Hände
aufrecht sitzend oder stehend

Der Arm wird so über den Kopf gelegt, daß die Hand das Ohr bedeckt. Nun wird der Kopf in maximale Seitneigung gezogen und der andere Arm nach unten gestreckt. So ca. 15 sec verharren, bis die Spannung nachläßt und die Dehnung spürbar wird. Danach die Übung auf der anderen Seite durchführen. Nicht zu stark dehnen und ruckartige Ausführung vermeiden (Schutz der Halswirbelsäule)!

Übungsdauer: ca. 60 sec   Wiederholungszahl: 2-3

Schulter-Nacken-Muskulatur   **Mobilisation**
Schulter-Nacken-Muskulatur   Übung am Arbeitsplatz

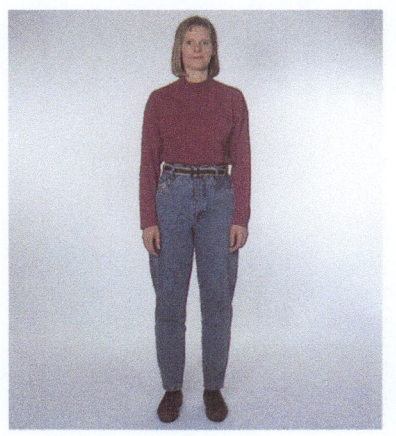 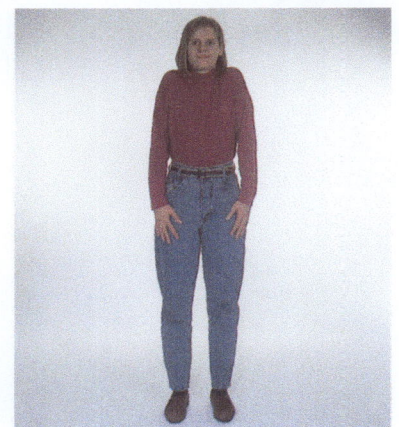

Schulterheben
stehend oder aufrecht sitzend

Die Schultern werden langsam auf maximale Höhe angehoben und anschließend wieder gesenkt, während die Arme locker herunterhängen.

Übungsdauer: ca. 30 sec   Wiederholungszahl ca. 20

Arm-Schulter-Muskulatur   **Dehnung**
Arm-Schulter-Muskulatur

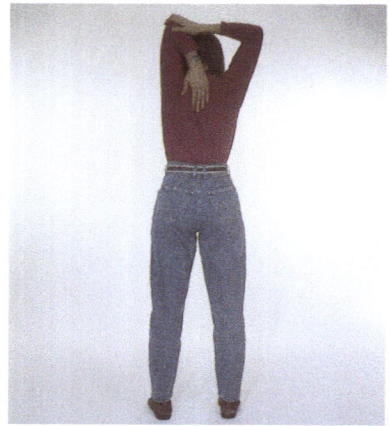

Ellbogenziehen
stehend oder aufrecht sitzend

Die Hand faßt hinter dem Kopf den Ellbogen, zieht ihn langsam auf die gegenüberliegende Seite und hält ihn ca. 15 sec, bis die Spannung nachläßt und die Dehnung spürbar wird. Danach die Übung auf der anderen Seite durchführen.

Übungsdauer: ca. 60 sec   Wiederholungszahl: 2-3

Schulter-Rücken-Muskulatur **Mobilisation**
Obere Schulter-Rücken-Muskulatur Übung am Arbeitsplatz

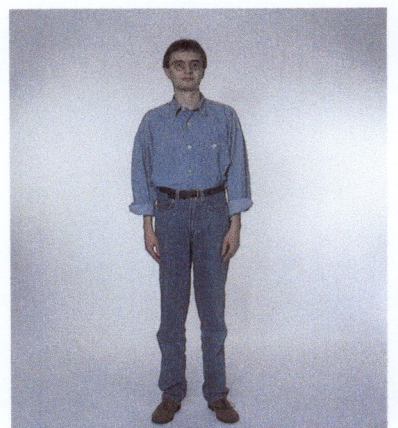 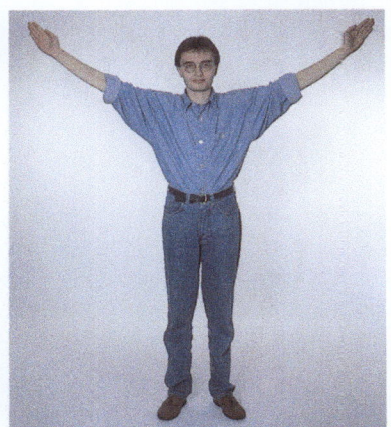

Armseitheben
stehend oder aufrecht sitzend

Die gestreckten Arme werden langsam seitlich nach oben und wieder zurück geführt.

Übungsdauer: ca. 30 sec   Wiederholungszahl: ca. 20

Rumpf-Schulter-Muskulatur — Dehnung
Seitliche Rumpf-Schulter-Muskulatur

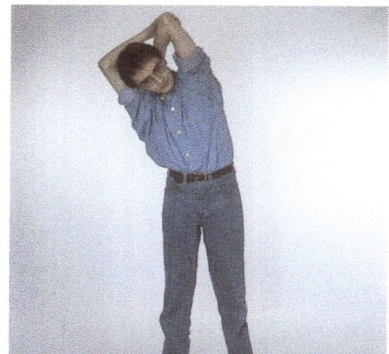

Ellbogenziehen mit Rumpfseitneigen
stehend

Die Hand faßt hinter dem Kopf den Ellbogen und zieht ihn langsam mit dem Oberkörper zur Seite. Diese Position wird so lange gehalten, bis die Spannung nachläßt und die Dehnung spürbar wird. Danach die Übung auf der anderen Seite durchführen.

Übungsdauer: ca. 2 min   Wiederholungszahl: 2-3

Schulter-Rücken-Muskulatur **Mobilisation**
Obere Schulter-Rücken-Muskulatur   Übung am Arbeitsplatz

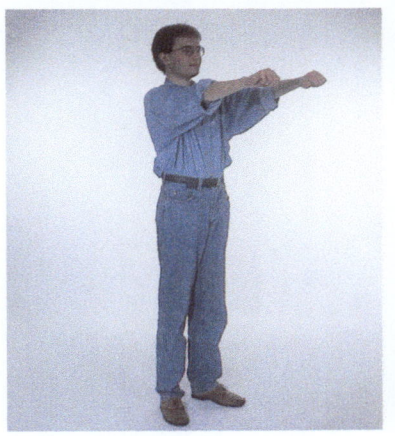 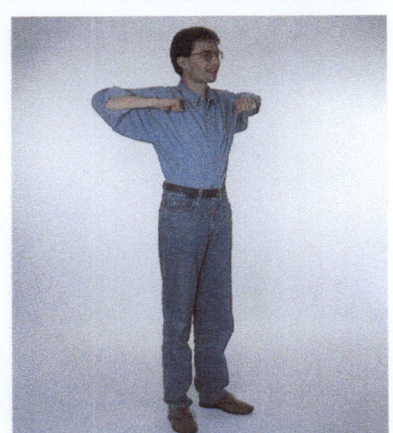

Rudern
stehend oder aufrecht sitzend

Die auf Schulterhöhe angehobenen Arme werden im Wechsel gestreckt und angezogen.

Variation: mit senkrecht gehobenen Armen.

Übungsdauer: ca. 30 sec   Wiederholungszahl: ca. 20

Rücken-Schulter-Muskulatur — Dehnung
Breiter Rückenmuskel, Schultermuskulatur

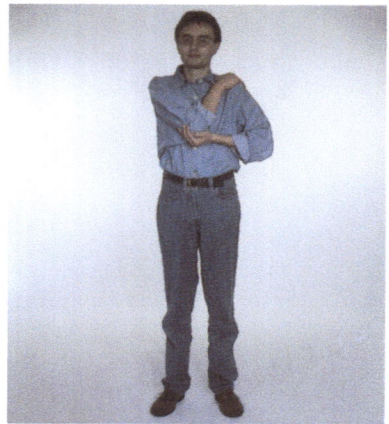

Ellbogenziehen vorne
stehend

Die Hand faßt den Ellbogen des anderen Arms und zieht ihn über die Brust zur Schulter. In dieser Position ca. 15 sec halten, bis die Spannung nachläßt und die Dehnung spürbar wird.
Danach die Übung mit dem anderen Arm durchführen.

Übungsdauer: ca. 2 min   Wiederholungszahl: 2-3

Rückenmuskulatur	**Mobilisation**
Schulter-Rücken-Muskulatur	Übung am Arbeitsplatz

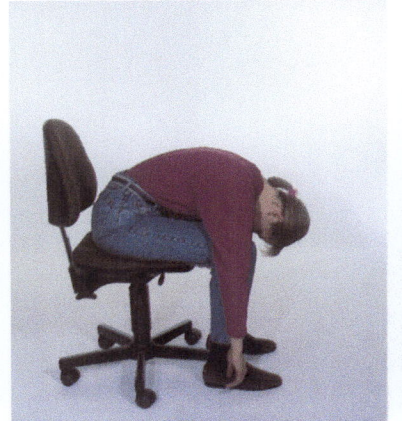 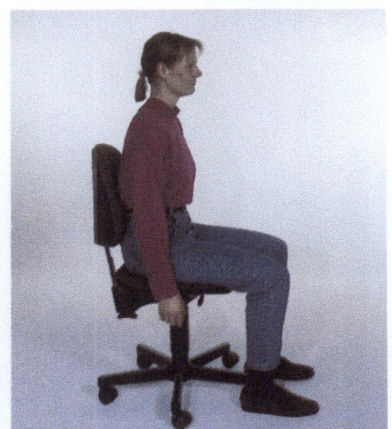

Rumpfneigen
sitzend

Der Oberkörper wird langsam nach vorne geneigt, bis er völlig die Oberschenkel berührt, die Arme hängen locker seitlich herunter. Zunächst wird das Becken, dann die Lenden- und Brustwirbelsäule aufgerichtet; dabei berührt das Kinn die Brust. Die Bewegung endet, indem sich das Kinn langsam von der Brust löst, bis sich der Kopf in Normalstellung befindet.

Übungsdauer: ca. 30 sec   Wiederholungszahl: ca. 15

Rückenmuskulatur   Dehnung
Gesäß- und tiefe Rückenmuskulatur

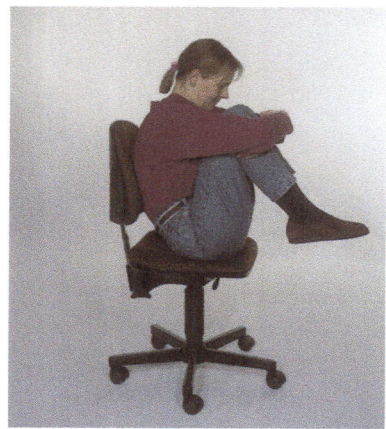

Knie anziehen
sitzend

Das Gesäß ist vorne auf der Sitzfläche plaziert, so daß der Oberkörper an der Rückenlehne Halt findet. Nun werden die Knie so weit wie möglich angehockt, mit den Armen umschlossen und der Kopf in Richtung Knie geneigt. Ruhig weiteratmen und ca. 10-15 sec in dieser Position verharren, bis die Spannung nachläßt und die Dehnung spürbar wird.

Übungsdauer: ca. 2 min   Wiederholungszahl: 2-3

Armbeugemuskulatur
Armbeuge-,Schulter-,Brustmuskulatur

Mobilisation
Übung am Arbeitsplatz

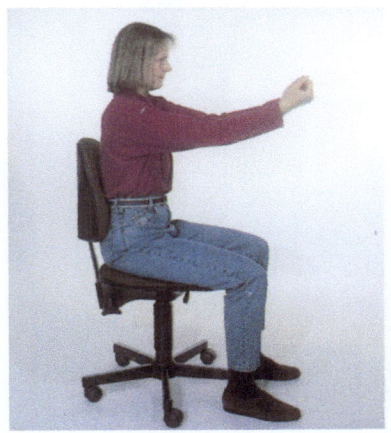 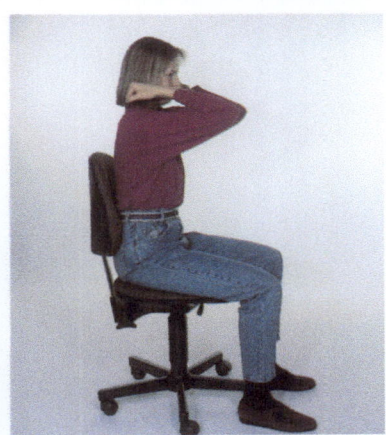

Armbeugen mit angehobenen Ellbogen
aufrecht sitzend oder stehend

Die Oberarme sind bis zur Waagrechten angehoben, so daß sie parallel zueinander stehen. Dabei liegen die Fäuste auf den Schultern. Die Unterarme werden nun gestreckt und anschließend wieder gebeugt; die Oberarme bleiben dabei waagrecht.

Übungsdauer: ca. 30 sec   Wiederholungszahl: ca. 15

Armbeugemuskulatur   Dehnung
Armbeugemuskulatur, Handgelenkstrecker

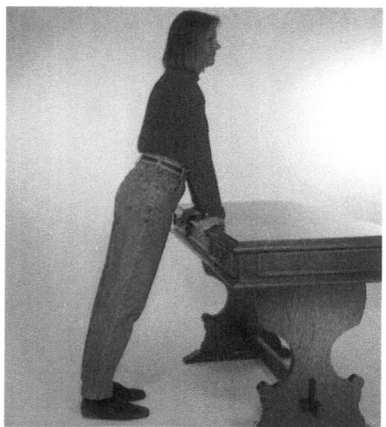

Ellbogenstrecken
stehend

Die Handflächen werden auf die Kante der Schreibtischfläche gelegt, die Ellbogen durchgestreckt. Dabei zeigen die Daumen nach außen und die Fingerspitzen nach unten, so daß im Bereich der Armmuskulatur eine Spannung spürbar wird. Diese Position wird ca. 15 sec gehalten, bis der Spannungszustand nachläßt.

Übungsdauer: ca. 1 min   Wiederholungszahl: 2-3

Armstreckmuskulatur	**Mobilisation**
Unterarmstreckmuskulatur	Übung am Arbeitsplatz

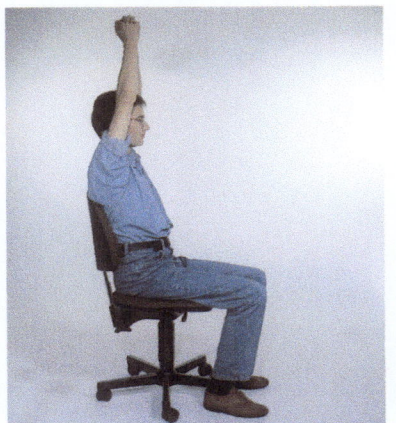 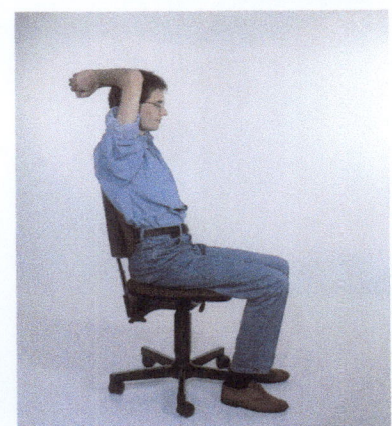

Armstrecken
aufrecht sitzend oder stehend

Die Oberarme sind so angehoben, daß sich die Ellbogen möglichst senkrecht über den Schultern befinden. Die Hände fassen sich gegenseitig und halten sich während der gesamten Übung. Nun werden die Unterarme so weit wie möglich nach hinten abgebeugt und wieder gestreckt, während die Ellbogen möglichst in gleicher Position bleiben.

Übungsdauer: ca. 30 sec   Wiederholungszahl: ca. 15

Armstreckmuskulatur — Dehnung
Armstreck-, Schulter-, obere Rückenmuskulatur

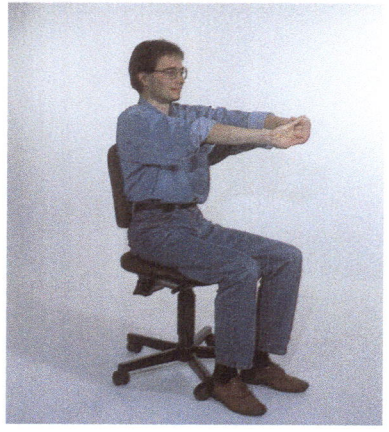

Armstrecken
aufrecht sitzend oder stehend

Mit gefalteten Händen werden die Arme in Schulterhöhe so durchgestreckt, daß die Handinnenseiten nach außen zeigen. Etwa 15 sec in dieser Position verharren, bis die Spannung nachläßt und die Dehnung spürbar wird.

Übungsdauer: ca. 1 min   Wiederholungszahl: 2-3

Schulter-Brust-Muskulatur   Mobilisation
Schulter-, Brust-, Armmuskulatur   Übung am Arbeitsplatz

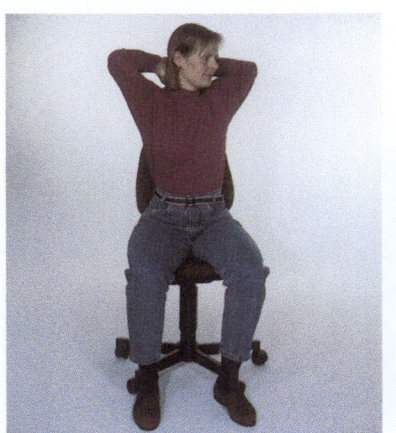 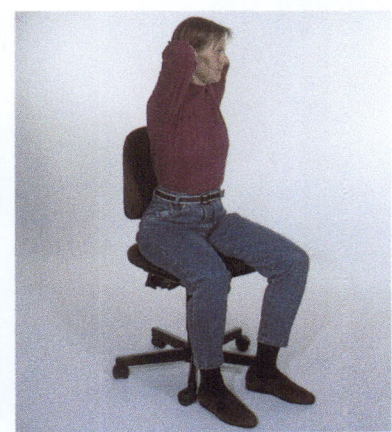

Schulterdrehen mit angewinkelten Ellbogen
aufrecht sitzend oder stehend

Die Hände sind im Nacken verschränkt, während der Oberkörper abwechselnd nach beiden Seiten verdreht wird. Die Bewegung langsam und ohne nachzufedern ausführen.

Übungsdauer: ca. 30 sec   Wiederholungszahl: ca. 15

Schulter-Brust-Muskulatur **Dehnung**
Schulter-Brust-Muskulatur

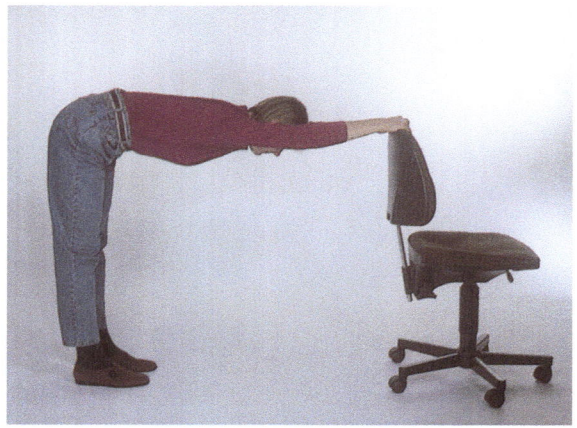

Schulterstrecken
stehend

Die Hände erfassen die Stuhllehne, die Arme sind gestreckt, und der Oberkörper ist waagrecht nach vorne geneigt. Nun zieht das Kinn zur Brust und die Schultern nach unten, so daß in Schultern und Brust eine Spannung entsteht. Diese Position ca. 15-20 sec halten, bis die Spannung nachläßt und die Dehnung spürbar wird.

Übungsdauer: ca. 1 min   Wiederholungszahl: 2-3

Unterarmmuskulatur	**Mobilisation**
Hand- und Fingermuskulatur	Übung am Arbeitsplatz

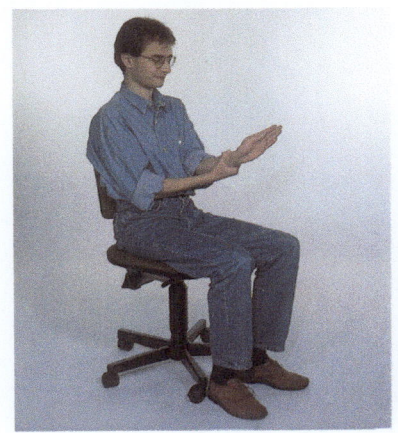 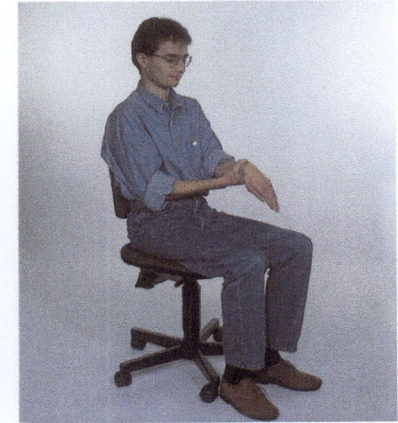

Handgelenkkreisen/ Faust ballen

Das Handgelenk kreist locker in abwechselnder Richtung. Der Unterarm wird dabei mit der anderen Hand umfaßt und so ruhig gehalten. Anschließend werden die Finger mehrfach gestreckt und zur Faust geballt. Danach das andere Handgelenk kreisen lassen.

10 Übungsdauer: ca. 30 sec   Wiederholungszahl: ca. 20

Unterarmmuskulatur
Hand-, Fingerstreck- und -beugemuskulatur

Dehnung

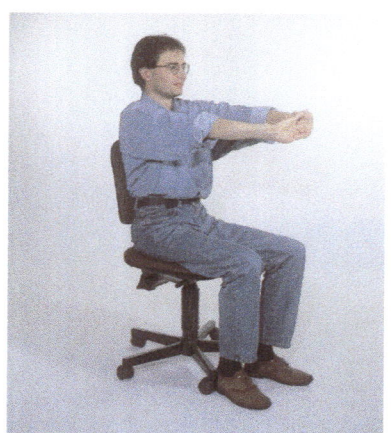 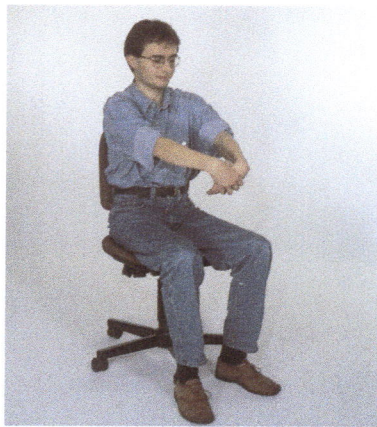

Handgelenkstrecken

Mit gefalteten Händen die Arme in Schulterhöhe durchstrecken, so daß die Handinnenseiten nach außen zeigen. 10-15 sec verharren, bis die Spannung nachläßt und die Dehnung spürbar wird.

Übungsdauer: jeweils 1 min

Handgelenkbeugen

Die rechte Hand wird mit Hilfe der linken langsam nach vorne gebeugt. Die Fingerspitzen zeigen zum Unterarm. 10-15 sec verharren, bis die Spannung nachläßt und die Dehnung spürbar wird.

Wiederholungszahl: 2-3

Bauch-Hüft-Muskulatur
Schräge Bauch-Hüft-Muskulatur

Mobilisation
Übung am Arbeitsplatz

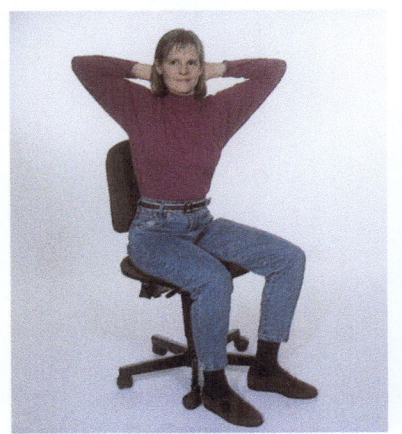 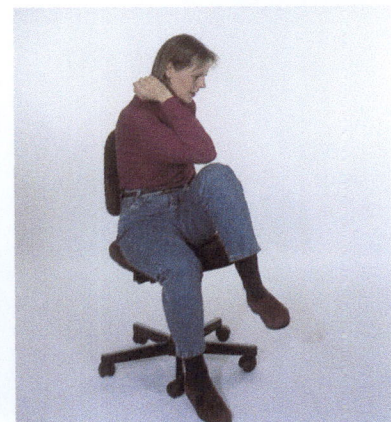

Knieheben
sitzend

Die Hände sind im Nacken verschränkt. Der Oberkörper wird nach links gedreht; dabei berührt der rechte Ellbogen das angehobene linke Knie. Anschließend zur rechten Seite drehen.

Übungsdauer: ca. 30 sec   Wiederholungszahl: ca. 15

Bauch-Hüft-Muskulatur   Dehnung
Hüftbeugemuskulatur

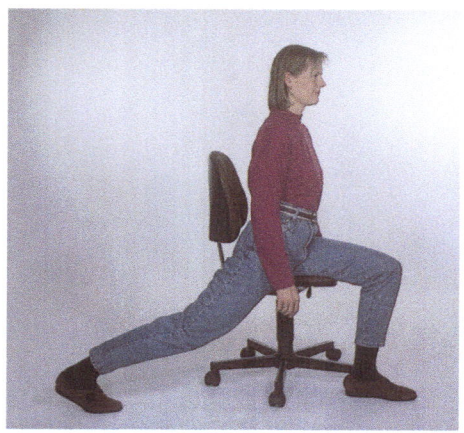

Bauch-Hüft-Strecken mit Stuhlhilfe

Der Stuhl wird als Unterstützungsfläche benutzt, um eine sichere Position einnehmen zu können. Das linke Knie wird gebeugt, so daß die ganze Fußsohle stabil auf dem Boden plaziert werden kann, während das rechte Bein weit nach hinten gestreckt wird und im Bauch-Hüft-Bereich eine Spannung entsteht.

Diese Position ca. 15-20 sec halten, bis die Spannung nachläßt und die Dehnung spürbar wird. Danach die Übung auf der anderen Seite durchführen.

Übungsdauer: ca. 2 min   Wiederholungszahl: 2-3

Bein-Hüft-Muskulatur
Bein-Hüft-Muskulatur

Mobilisation
Übung am Arbeitsplatz

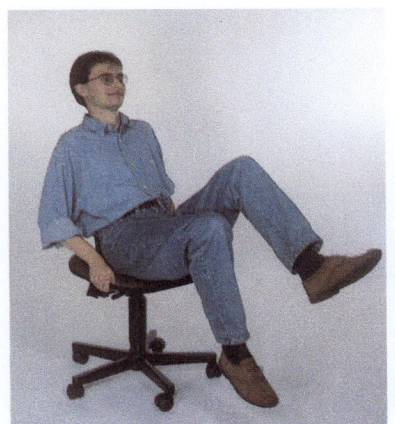 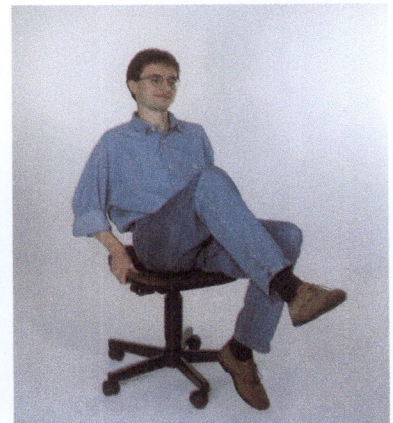

Radfahren
sitzend

Das Gesäß ist vorne auf der Sitzfläche plaziert, und die Hände stützen den Körper seitlich ab, so daß die Beine angehoben und im Wechsel angezogen und gestreckt werden können (in einer Art Kreisbewegung).

12 Übungsdauer: ca. 30 sec Wiederholungszahl: ca. 20

Hüft-Bein-Muskulatur — Dehnung
Hüftbeugemuskulatur

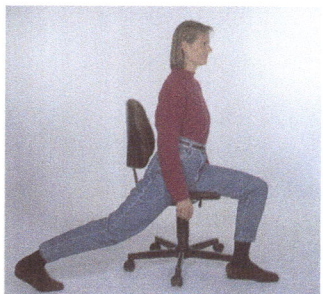

Bauch-Hüft-Strecken mit Stuhlhilfe

Der Stuhl wird als Unterstützungsfläche benutzt, um eine sichere Position einnehmen zu können. Das linke Knie wird gebeugt, so daß die ganze Fußsohle stabil auf dem Boden plaziert werden kann, während das rechte Bein weit nach hinten gestreckt wird und im Bauch-Hüft-Bereich eine Spannung entsteht.
Diese Position ca. 15-20 sec halten, bis die Spannung nachläßt und die Dehnung spürbar wird. Danach die Übung auf der anderen Seite durchführen.

Übungsdauer: ca. 2 min   Wiederholungszahl: 2-3   **12**

Bein-Hüft-Muskulatur	**Mobilisation**
Beinstreckmuskulatur	Übung am Arbeitsplatz

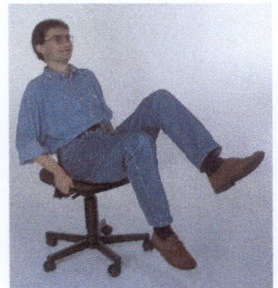 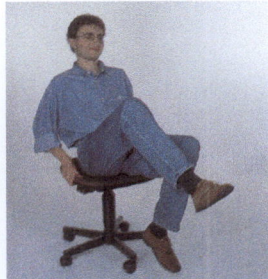

Das Radfahren trainiert auch die Beinstreckmuskulatur:

Radfahren
sitzend

Das Gesäß ist vorne auf der Sitzfläche plaziert, und die Hände stützen den Körper seitlich ab, so daß die Beine angehoben und im Wechsel angezogen und gestreckt werden können (in einer Art Kreisbewegung).

13 Übungsdauer: ca. 30 sec Wiederholungszahl: ca. 20

Bauch-Hüft-Muskulatur Dehnung
Beinstreckmuskulatur

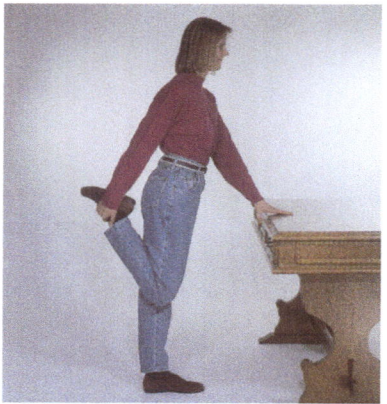

Bein-Hüft-Dehnen mit Schreibtischhilfe

Der Schreibtisch wird als Abstützfläche benutzt, um eine sichere Position einnehmen zu können. Der rechte Unterschenkel wird gebeugt, so daß die rechte Hand den rechten Fuß umfassen kann und die Ferse in Richtung Gesäß zieht; dabei entsteht im Bereich der vorderen Oberschenkelmuskulatur eine Spannung.

Nicht ins Hohlkreuz fallen, die Hüfte bleibt gestreckt! Diese Position ca. 15-20 sec halten, bis die Dehnung spürbar wird. Danach die Übung auf der anderen Seite durchführen.

Übungsdauer: ca. 2 min   Wiederholungszahl: 2-3 **13**

Bein-Hüft-Muskulatur **Mobilisation**
Beinbeugemuskulatur   Übung am Arbeitsplatz

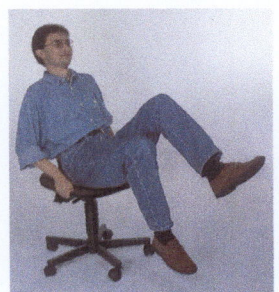 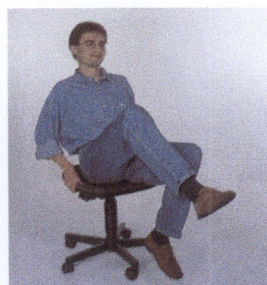

Das Radfahren trainiert auch die Beinbeugemuskulatur:

Radfahren
sitzend

Das Gesäß ist vorne auf der Sitzfläche plaziert, und die Hände stützen den Körper seitlich ab, so daß die Beine angehoben und im Wechsel angezogen und gestreckt werden können (in einer Art Kreisbewegung).

Übungsdauer: ca. 30 sec   Wiederholungszahl: ca. 20

Beinmuskulatur
Beinbeugemuskulatur

Dehnung

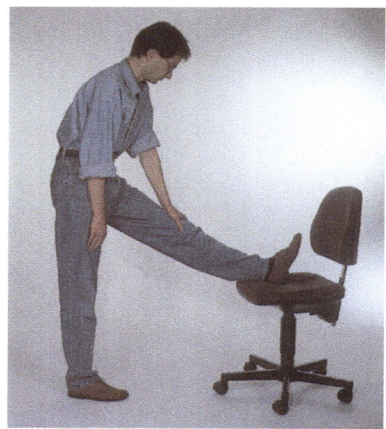

Beinauflegen mit Stuhlhilfe
stehend

Das zu dehnende Bein wird auf einer Unterlage plaziert, so daß etwa ein rechter Winkel zwischen Oberkörper und aufgelegtem Bein erreicht wird und dabei ein Spannungsgefühl in der hinteren Beinmuskulatur entsteht. Wenn die Spannung nachläßt und der Dehnungseffekt nach ca. 15 sec eintritt, wird das Bein gelockert. Anschließend das andere Bein dehnen.

Übungsdauer: ca. 2 min   Wiederholungszahl: 2-3   **14**

Unterschenkelmuskulatur
Waden-Schienbein-Muskulatur

Mobilisation
Übung am Arbeitsplatz

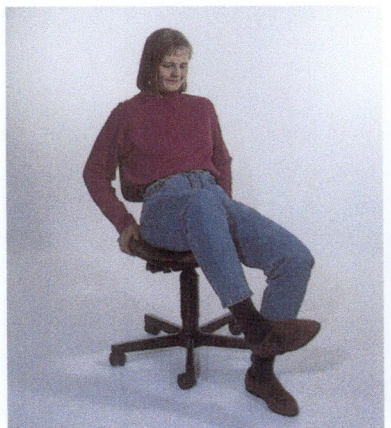 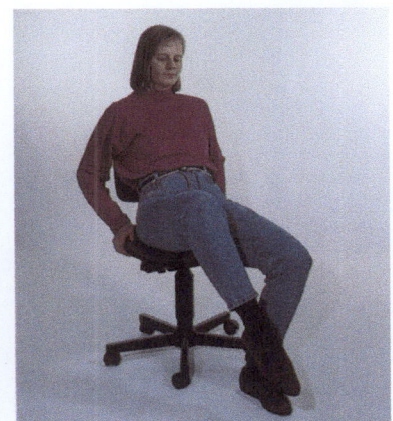

Fußkreisen
sitzend

Das Bein wird so angehoben, daß die Fußspitze kleine Kreise beschreiben kann. Die Bewegung erfolgt aus dem Fußgelenk heraus in beiden Richtungen, das Bein selbst wird ruhig gehalten. Anschließend den anderen Fuß kreisen lassen.

Variation: beide Füße gleichzeitig.

Übungsdauer: ca. 30 sec   Wiederholungszahl: ca. 20

Unterschenkelmuskulatur   Dehnung
Wadenmuskulatur

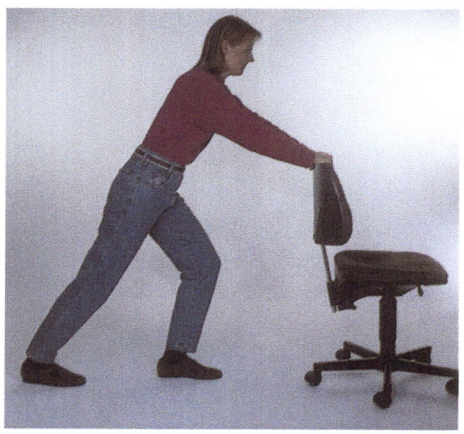

Wadendehnen mit Stuhlhilfe
stehend

Das zu dehnende Bein wird nach hinten gestellt und langsam durchgestreckt. Die Fußspitzen zeigen nach vorne, die Fersen bleiben auf dem Boden, das Becken wird nach vorne geschoben. Wenn nach ca. 15 sec die Spannung nachläßt, wird das Bein gelockert. Anschließend das andere Bein dehnen.

Übungsdauer: ca. 2 min   Wiederholungszahl: 2-3   **15**

Unterschenkelmuskulatur
Schienbeinmuskulatur

Mobilisation
Übung am Arbeitsplatz

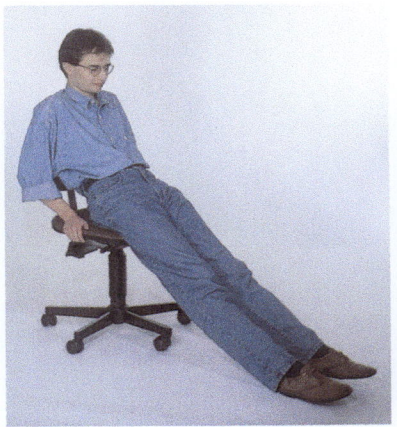 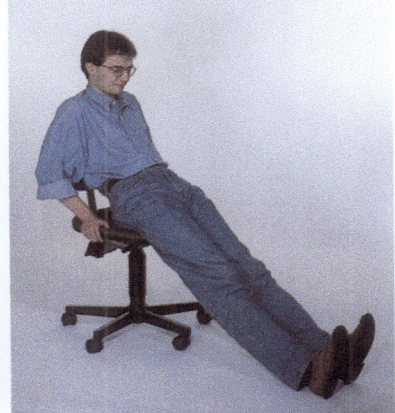

Fußspitzenheben
sitzend

Das Becken ist nach vorne geschoben, die Hände stützen den Körper auf der Sitzfläche ab. Die Beine werden ausgestreckt, so daß beide Fußspitzen gebeugt und gestreckt werden können.

Übungsdauer: ca. 30 sec   Wiederholungszahl: ca. 20

Unterschenkelmuskulatur Dehnung
Schienbeinmuskulatur

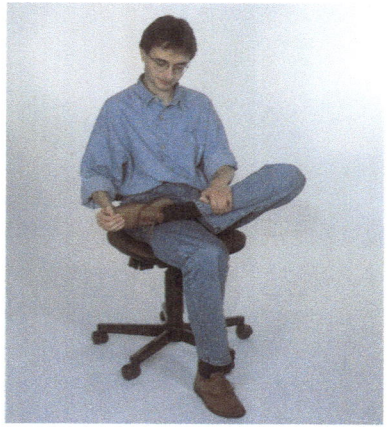

Fußspitzenstrecken
sitzend

Der linke Fuß wird locker auf das rechte Knie gelegt. Die Fußspitze wird mit Hilfe der Hände kontrolliert gestreckt, so daß im Bereich der Schienbeinmuskulatur eine Spannung entsteht. 10-15 sec in dieser Position verharren, bis die Spannung nachläßt. Anschließend die andere Seite dehnen.

Übungsdauer: ca. 2 min   Wiederholungszahl: 2-3

Programme mit den Übungskarten

Programmziel	Übungsnummer
Aufwärmen	M12 - M5 - M9 - M4 - M6
Kräftigung Nacken-Schulter	K1 u. D1 2- bis 3mal wiederholen K2 u. D2 2- bis 3mal wiederholen K3 u. D3 2- bis 3mal wiederholen
gegen Verspannungen in Rücken und Schulter	M3 - K3 u. D3; M4 - K4 u. D4; M5 - K5 u. D5
Kräftigung Rücken-Bauch	K6 u. D6 2- bis 3mal wiederholen K11 u. D11 2- bis 3mal wiederholen K9 u. D9 2- bis 3mal wiederholen
gegen müde Beine	K13 - K14 - K15 - K16, anschließend lockern
Kräftigung Arme	K7 u. D7 2- bis 3mal wiederholen K8 u. D8 2- bis 3mal wiederholen

Die oben aufgeführten Programmvorschläge sind einige Beispiele dafür, wie man sich ganz einfach selbst ein Programm zusammenstellen kann.
Hierzu noch ein paar Tips:
1. Wählen Sie nur Übungen aus, die Sie mindestens 10- bis 12mal durchführen können. Ist die Kräftigungsübung zu schwer, nehmen Sie die entsprechende Mobilisationsübung ins Programm.
2. Beginnen Sie mit leichten Übungen. Wenn Sie genügend Zeit haben, führen Sie zu Beginn eines Programms die entsprechende Mobilisationsübung durch.
3. Es ist sinnvoll, besonders bei einem Kräftigungsprogramm immer wieder die entsprechenden Dehnungsübungen durchzuführen. Außerdem sollten innerhalb eines Programms immer Muskel und Gegenmuskel (Gegenspieler) berücksichtigt werden.

Skelettmuskulatur des Menschen (vereinfachte Darstellung)

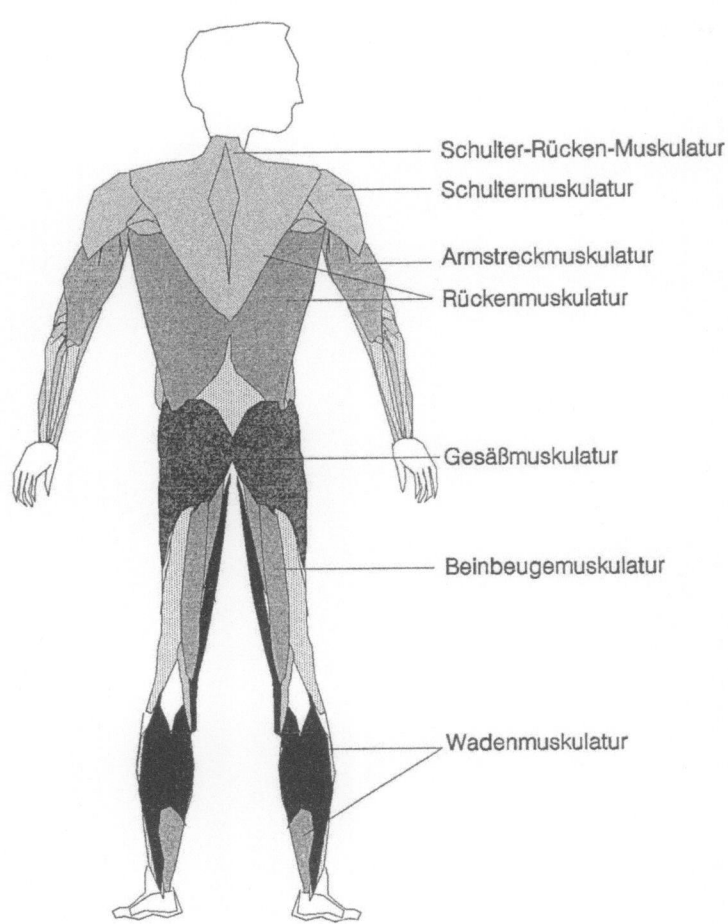

MIX
Papier aus verantwortungsvollen Quellen
Paper from responsible sources
FSC® C105338

If you have any concerns about our products,
you can contact us on
ProductSafety@springernature.com

In case Publisher is established outside the EU,
the EU authorized representative is:
**Springer Nature Customer Service Center GmbH
Europaplatz 3, 69115 Heidelberg, Germany**

Printed by Libri Plureos GmbH
in Hamburg, Germany